Медична сестра в урології повний посібник

Ірина Саченко

Зміст

Розділ 1: Вступ до урології   13
- Визначення та значення урології   14
- Історія та розвиток урології   15
- Поширені патології, що лікуються в урології   17
- Важливість роботи медсестри в урології   18

Розділ 2: Основи анатомії та фізіології   21
- Сечовидільна система: детальна анатомія   22
- Фізіологія нирок та сечовивідних шляхів   24
- Поширені аномалії та дисфункції   26

Розділ 3: Інструменти та обладнання для урології   29
- Сечові катетери: види, показання та техніка встановлення   30
- Цистоскопи та їх застосування   31
- Інструменти для урологічної хірургії   34

Розділ 4: Рутинний сестринський догляд в урології 37

- Ведення пацієнтів із затримкою сечі 38
- Післяопераційний догляд після урологічних операцій 39
- Лікування інфекцій сечовивідних шляхів та їх ускладнень 42
- Паліативна допомога в урології 44

Розділ 5: Хірургія в урології 47

- Найпоширеніші види хірургічних втручань 48
- Роль періопераційної медсестри 50
- Можливі ускладнення та їх лікування 52
- Реабілітація промежини після операції 54

Розділ 6: Медикаментозне та фармакологічне лікування в урології 57

- Препарати, що часто використовуються в урології 58
- Лікування болю 59
- Лікування еректильної дисфункції 62
- Хіміотерапія та променева терапія в урології 64

Розділ 7: Емоційні та психологічні виклики 67

- Розуміння реакції пацієнта   68
- Психологічний вплив урологічних патологій   70
- Спілкування з пацієнтами та їхніми сім'ями   72
- Турбота про власне психічне здоров'я як медсестри   74

Розділ 8: Етика в урології   77

- Поширені етичні дилеми в урології   78
- Конфіденційність та інформована згода   79
- Кінець життя та прийняття рішень в урології   81

Розділ 9: Міжпрофесійні навички   83

- Робота з урологами: необхідна синергія   84
- Співпраця з іншими медичними спеціальностями   85
- Ефективна комунікація з технічним персоналом, молодшим медичним персоналом та асистентами лікарів   87

Розділ 10: Дитяча урологія   91

- Анатомічні та фізіологічні відмінності у дітей   92

- Поширені урологічні патології у дітей 93
- Емоційна та психологічна допомога маленьким пацієнтам 96
- Робота з батьками або опікунами 97

Розділ 11: Жіноча урологія 101

- Анатомічні та фізіологічні особливості 102
- Лікування рецидивуючих інфекцій сечовивідних шляхів 104
- Нетримання сечі та його лікування у жінок 106

Розділ 12: Управління невідкладними урологічними станами 109

- Поширені урологічні невідкладні стани 110
- Швидка оцінка та прийняття рішень 111
- Робота з аварійними бригадами 113

Розділ 13: Дослідження в урології 117

- Важливість клінічних та фундаментальних досліджень 118
- Участь у дослідженнях та клінічних випробуваннях 120
- Як бути в курсі останніх досягнень в урологічних дослідженнях 122

Розділ 14: Профілактика та освіта в урології   125

- Програми профілактики урологічних захворювань   126
- Інформування пацієнтів про спосіб життя та ризиковану поведінку   128
- Роль медсестри як виховательки та порадниці   130

Розділ 15: Нові технології в урології   133

- Інновації в діагностиці   134
- Нові хірургічні техніки та малоінвазивні процедури   136
- Вплив телемедицини в урології   138

Розділ 16: Виклики та винагороди професії   141

- Емоційні та фізичні виклики професії   142
- Успіхи та приємні моменти   143
- Поради щодо балансу між роботою та особистим життям   145

Розділ 17: Розвиток медичної сестри в урології   149

- Додаткове навчання та спеціалізації   150
- Йти в ногу з медичними досягненнями   152

- Беріть участь у конференціях та воркшопах ... 154
- Професійні мережі та асоціації медичних сестер в урології ... 155

Розділ 18: Висновки та бачення майбутнього ... 159

- Зміна ролі медичної сестри в урології ... 160
- Технології та майбутнє урології ... 161
- Важливість емпатії та людяності на практиці ... 163

« *В урології наша місія виходить за рамки простого лікування органів; ми відновлюємо якість життя та гідність пацієнтів.* »

Розділ 1

ВСТУП ДО УРОЛОГІЇ

Визначення та значення урології

Урологія (від грецького "ouron" - сеча і "logos" - вчення) - медична спеціальність, що займається вивченням, діагностикою та лікуванням захворювань, що вражають сечовивідні шляхи чоловіків і жінок, а також чоловічу репродуктивну систему. Ця галузь охоплює такі різні органи, як нирки, сечоводи, сечовий міхур і уретра, а також простата, яєчка і статевий член у чоловіків.

Окрім цього суто анатомічного визначення, урологія має велике значення в медичній панорамі. По-перше, багато урологічних патологій є поширеними і можуть вражати людей різного віку, від звичайних інфекцій сечовивідних шляхів у жінок до гіпертрофії передміхурової залози у чоловіків старшого віку. Їх поширеність робить урологію основою сучасної медицини.

По-друге, урологія знаходиться на перетині медицини та хірургії. Уролог часто є терапевтом, хірургом, а іноді навіть онкологом, лікуючи урологічні ракові захворювання, такі як рак простати. Така універсальність робить урологію вимогливою, але надзвичайно корисною дисципліною, що пропонує цілісний погляд на пацієнта.

По-третє, профілактичний вимір є центральним для урології. Просвітницька робота щодо здорового способу життя, профілактика інфекцій сечовивідних шляхів та скринінг урологічних онкологічних захворювань є важливими аспектами профілактики для підтримання здоров'я населення.

Нарешті, важливо підкреслити психологічну та соціальну важливість урології. Багато урологічних розладів, як функціональних, таких як нетримання сечі, так і органічних, таких як рак, мають глибокий вплив на якість життя, гідність і самооцінку пацієнтів. Тому роль уролога і, відповідно, урологічної медсестри виходить далеко за рамки простого надання медичної допомоги; вона полягає у забезпеченні всебічного догляду за пацієнтом, вислуховуванні його проблем і наданні підтримки протягом усього процесу лікування.

Через свою складність і важливість урологія є захоплюючою галуззю, яка постійно розвивається і вимагає не тільки відмінних технічних і теоретичних навичок, але й великої людяності та емпатії для забезпечення найкращого догляду за пацієнтами.

Історія та розвиток урології

Історія урології така ж давня, як і історія самої медицини. Від стародавніх цивілізацій до наших днів урологія завжди була сферою інтересів лікарів-практиків, розвиваючись відповідно до наукового, технологічного та суспільного прогресу.

Перші свідчення про урологічні процедури датуються Стародавнім Єгиптом, де в папірусах, таких як папірус Еберса, датований 1600 роком до н.е., згадуються методи лікування розладів сечовипускання. Грецька та римська цивілізації також зробили свій внесок, а такі знакові постаті, як Гіппократ, заклали етичні основи медичної практики.
У Середньовіччі, із занепадом Римської імперії, багато медичних знань було втрачено в Європі, але вони збереглися і розвинулися в ісламському світі. Такі лікарі, як Авіценна, писали медичні трактати, присвячені урологічним патологіям.

В епоху Відродження в Європі відродився інтерес до науки та медицини. Анатомія стала основним предметом вивчення, проводилися розтини людини, що заклало основу для кращого розуміння фізіології людини. Це відкрило шлях до хірургічного прогресу в урології.

Однак насправді урологія почала розвиватися як самостійна спеціальність у 19 столітті, з появою асептики та анестезії. Хірурги почали виконувати складніші процедури з вищими показниками успіху.

Двадцяте століття ознаменувалося вибухом інновацій в урології. Поява цистоскопії, яка дозволила оглянути внутрішню частину сечового міхура, стала важливим поворотним моментом. Пізніше, з розвитком технологій, екстракорпоральна літотрипсія зробила революцію в лікуванні каменів у нирках, зробивши непотрібними багато інвазивних операцій. Поява робототехніки в урологічній хірургії, зокрема системи да Вінчі, зробила можливими більш точні та менш інвазивні втручання.

Поряд з технологічним прогресом зростає усвідомлення важливості психосоціального аспекту урологічної допомоги. Було визнано вплив урологічних захворювань на якість життя і прийнято більш цілісний підхід до ведення пацієнтів.

Сьогодні урологія - це багата і різноманітна спеціальність, яка постійно розвивається. Вона включає в себе технологічні інновації, залишаючись при цьому глибоко вкоріненою в свою історичну спадщину, завжди маючи одну фундаментальну мету: покращити якість життя пацієнтів.

Поширені патології лікуються в урології

Урологія охоплює широкий і різноманітний спектр захворювань, від простих інфекцій до злоякісних станів, що потребують складних втручань. Ці захворювання вражають як чоловіків, так і жінок, і стосуються пацієнтів різного віку. Пропонуємо вашій увазі детальний огляд деяких з цих поширених захворювань.

1. Інфекції сечовивідних шляхів (ІСШ): Ці інфекції можуть вражати будь-яку частину сечовидільної системи, від нирок (пієлонефрит) до сечового міхура (цистит) або уретри (уретрит). Вони особливо поширені серед жінок, хоча чоловіки також можуть страждати. Загальні симптоми включають біль або печіння при сечовипусканні, часте сечовипускання, а іноді і кров у сечі.
2. Доброякісна гіперплазія передміхурової залози (ДГПЗ): Виключно у чоловіків цей стан характеризується нераковим збільшенням розміру простати. Це може призвести до таких симптомів, як утруднене сечовипускання, часте сечовипускання і навіть гостра затримка сечі.
3. Камені в нирках: ці тверді утворення, які утворюються в нирках, можуть рухатися вниз по сечовивідних шляхах, викликаючи сильний біль. Вони часто пов'язані з дієтою та метаболічними факторами.
4. Урологічні онкологічні захворювання: У цій категорії є кілька видів раку, зокрема рак простати, рак сечового міхура, рак нирок і рак яєчок. Кожен тип має свої симптоми, фактори ризику та протоколи лікування.
5. Нетримання сечі: це мимовільне нетримання сечі може бути спричинене багатьма факторами, такими як стрес, основне захворювання або попередня операція.

Воно може мати значний вплив на якість життя пацієнта.

6. Порушення статевої функції: в урології зазвичай лікують такі проблеми, як еректильна дисфункція, передчасна еякуляція і пріапізм (тривала і болюча ерекція).

7. Генітальні інфекції: сюди відносяться такі стани, як орхіт (запалення яєчок), епідидиміт (запалення придатка яєчка) або інфекції, що передаються статевим шляхом, які вражають сечостатеву систему.

8. Вроджені вади розвитку: такі стани, як гіпоспадія (коли отвір сечовипускального каналу знаходиться під пенісом) або вади розвитку нирок можуть вимагати урологічного лікування від народження.

9. Травми сечостатевої системи: нещасні випадки, спортивні травми або інші форми травм можуть спричинити пошкодження нирок, сечового міхура, уретри або геніталій, що потребують урологічної операції.

Кожен з цих станів вимагає специфічного діагностичного підходу, клінічного лікування і, часто, хірургічного втручання. Урологія, як спеціальність, добре оснащена для лікування цих станів, з акцентом на покращення якості життя пацієнта та усунення симптомів.

Важливість роботи медсестри в урології

У центрі системи охорони здоров'я медичні сестри відіграють ключову роль у лікувальному процесі пацієнта з урологічними захворюваннями. Набагато більше, ніж простий виконавець клінічних завдань, медична сестра в урології є важливою ланкою в безперервності догляду, добробуті пацієнта та ефективності лікування. Давайте розглянемо важливість цієї професії в галузі урології.

1. Клінічна експертиза: медсестри з урології мають глибокі знання про урологічні патології, методи діагностики, лікування та післяопераційні протоколи. Незалежно від того, чи асистують вони під час операції, чи надають післяопераційний догляд, чи вводять специфічні препарати, їхній досвід гарантує безпечну та ефективну допомогу.

2. Спілкування з пацієнтом: медсестра часто є першою контактною особою для пацієнта. Вона збирає історію хвороби, пояснює процедури і заспокоює пацієнта. Здатність медсестри ефективно спілкуватися, слухати і розуміти проблеми пацієнта має важливе значення для встановлення довірчих відносин.

3. Інформування пацієнтів: Медсестри відіграють вирішальну роль в інформуванні пацієнтів про їхній стан, доступні методи лікування, профілактику інфекцій та здоровий спосіб життя. Це навчання є ключовим для того, щоб пацієнти могли взяти на себе відповідальність за власне здоров'я.

4. Зв'язок між пацієнтом і медичною командою: медсестри часто є сполучною ланкою між пацієнтом і медичною командою. Вони забезпечують правильний обмін інформацією між різними залученими сторонами, гарантуючи скоординовану, цілісну допомогу.

5. Емоційна підтримка: Зіткнувшись з урологічним діагнозом, пацієнти можуть відчувати тривогу, страх або невпевненість. Медична сестра пропонує емоційну підтримку і співчутливе слухання, а також може направити пацієнта до інших фахівців, якщо це необхідно.

6. Невідкладна допомога: в урології певні ситуації можуть швидко стати критичними, наприклад, гостра затримка сечі або післяопераційна кровотеча. Медсестри навчаються швидко та ефективно реагувати на такі ситуації, вживаючи відповідних заходів або повідомляючи про це лікаря.

7. Дослідження та розвиток: Багато медсестер також беруть участь у клінічних дослідженнях, допомагаючи розвивати практику, відкривати нові методи лікування або вдосконалювати існуючі протоколи.

8. Етика і деонтологія: медсестри в урології, як і в інших спеціальностях, керуються сильними етичними принципами, гарантуючи повагу, гідність і автономію пацієнтам на кожному етапі надання їм допомоги.

Коротше кажучи, урологічна медсестра є центральним елементом системи охорони здоров'я. Вони поєднують технічні навички, людську чутливість і клінічний досвід, щоб гарантувати оптимальний догляд за пацієнтами в урології. Їх присутність і дії мають вирішальне значення для успіху лікування і благополуччя пацієнтів.

Розділ 2

ОСНОВИ АНАТОМІЇ І ФІЗІОЛОГІЇ

Сечовидільна система : Детальна анатомія

Сечовидільна система, також відома як сечовивідні шляхи, відіграє важливу роль у гомеостатичному балансі організму. Вона відповідає за фільтрацію крові, виведення продуктів метаболізму та регулювання рівня електролітів і рідини. Давайте заглибимося у складний світ цього апарату, щоб детально зрозуміти його анатомію.

1. Нирки:
   - **Розташування і форма:** нирки - це два бобовидні органи, розташовані по обидва боки хребетного стовпа, трохи нижче грудної клітки. Вони червонувато-коричневого кольору.
   - **Зовнішня будова:** кожна нирка вкрита фіброзною капсулою. На її медіальному краю знаходиться увігнута структура, яка називається чашечки, що забезпечує вхід і вихід кровоносних судин, нервів і сечоводу.
   - **Внутрішня будова:** зсередини нирка поділяється на дві основні частини: кіркову речовину, зовнішню частину, і мозкову речовину, внутрішню частину. Мозкова речовина складається з ниркових пірамід, кінчики яких, які називаються сосочками, спрямовані до ниркової миски.

2. Сечоводи:
   - **Опис:** Це дві м'язові трубки довжиною приблизно 25-30 см. Вони транспортують сечу від нирок до сечового міхура за допомогою перистальтичних скорочень.
   - **Анатомія:** Сечоводи проходять через задню стінку сечового міхура. Їхній косий вхід у сечовий міхур перешкоджає відтоку сечі назад до нирок, коли сечовий міхур скорочується.

3. Сечовий міхур:
- **Розташування:** сечовий міхур - це м'язовий орган, розташований у малому тазі, одразу за лобковою кісткою.
- **Будова: Складається** з кількох шарів, внутрішній з яких - уротеліальна слизова оболонка. Вона здатна розтягуватися, щоб накопичувати сечу, і скорочуватися, щоб її виводити.
- **Міхурово-сечовідна протока: це** трикутна ділянка, розташована між отворами двох сечоводів і сечовипускальним каналом. Вона відіграє вирішальну роль у відтоку сечі.

4. Уретра:
- **Опис:** Це протока, яка виводить сечу з сечового міхура назовні.
- **Відмінності між чоловіками та жінками:** У жінок сечовипускальний канал має розмір близько 4 см і відкривається безпосередньо перед піхвою. У чоловіків він набагато довший, близько 20 см, і виводить як сечу, так і сперму. Він проходить через передміхурову залозу, а потім через статевий член.

5. Допоміжні органи :
- **Простата (чоловіки):** Розташована під сечовим міхуром, вона оточує сечовипускальний канал. Вона виробляє рідину, яка живить і захищає сперматозоїди.
- **Наднирники:** хоча вони безпосередньо не пов'язані з виробленням сечі, ці ендокринні залози, розташовані над нирками, відіграють важливу роль у регулюванні кров'яного тиску та об'єму сечі, що виробляється.

Основні функції сечовидільної системи:
- **Фільтрація крові:** нирки фільтрують близько 180 літрів плазми на день, видаляючи відходи, зберігаючи при цьому необхідні поживні речовини та електроліти.
- **Регуляція балансу рідини:** нирки регулюють об'єм сечі, що виробляється для підтримки балансу рідини в організмі.
- **Регулювання електролітного балансу:** вони підтримують відповідну концентрацію іонів, таких як натрій, калій і кальцій.
- **Регуляція рівня pH крові:** виводячи іони водню і утримуючи іони бікарбонату, нирки допомагають регулювати рівень pH крові.

Сечовидільна система - це сукупність взаємопов'язаних органів, які працюють разом для виведення відходів з організму, регулюючи при цьому різні важливі фізіологічні функції. Розуміння її анатомії та функцій є важливим для кожного, хто працює в медичній галузі, зокрема в урології.

Фізіологія нирок і сечовивідних шляхів

Фізіологія нирок і сечовивідних шляхів є основою гомеостазу організму. Вона забезпечує безперервну фільтрацію крові, виводить відходи та регулює об'єм і склад рідин в організмі, підтримуючи кислотно-лужний баланс. Давайте розглянемо цей захоплюючий процес ближче.

1. Нефрон: функціональна одиниця нирки
Кожна нирка містить близько мільйона нефронів - мікроскопічних структур, які фільтрують кров.

- **Ниркове тільце:** складається з капсули Боумена та клубочків. Кров надходить до клубочка через аферентну артерію і виходить через еферентну артерію. Клубочковий фільтрат переходить з цих капілярів у простір капсули Боумена.
- **Ниркові канальці:** після ниркового тільця фільтрат проходить через проксимальний звивистий каналець, петлю Генле (з її низхідним і висхідним сегментами), дистальний звивистий каналець і, нарешті, збірний каналець.

2. Утворення сечі: три основні етапи
- **Клубочкова фільтрація:** Кров під тиском фільтрується в клубочках. Відфільтрована рідина, яка називається клубочковим фільтратом, містить корисні розчинені речовини та продукти життєдіяльності.
- **Канальцева реабсорбція:** у ниркових канальцях більшість корисних речовин, таких як глюкоза, іони та вода, реабсорбуються і повертаються в кров.
- **Тубулярна секреція:** певні речовини, такі як іони водню, калію та деякі лікарські препарати, активно виділяються з перитубулярних капілярів у канальці.

3. Концентрація та розведення сечі
- **Осмотичний баланс:** петля Генле відіграє вирішальну роль у концентрації сечі. Низхідний сегмент проникний для води, але не для розчинів, тоді як висхідний сегмент непроникний для води.
- **Гормональна регуляція:** вироблення сечі тонко регулюється такими гормонами, як альдостерон, антидіуретичний гормон (АДГ) та атріонатрійуретичний гормон (АНП).

4. Транспортування та зберігання сечі
- **Сечоводи:** за допомогою перистальтики вони транспортують сечу від нирок до сечового міхура.
- **Сечовий міхур:** це м'язовий резервуар, де сеча зберігається до моменту сечовипускання. Рецептори в стінці сечового міхура надсилають сигнал до мозку, коли сечовий міхур переповнений, викликаючи позиви до сечовипускання.
- **Сечовипускальний канал:** виводить сечу з організму. У чоловіків він проходить через передміхурову залозу, і механізм його закриття має важливе значення для запобігання нетриманню сечі.

5. Регуляція кислотно-лужного та електролітного балансу

Нирки підтримують баланс електролітів (натрію, калію, кальцію, фосфатів) і кислотно-лужний баланс. Вони реабсорбують або виділяють електроліти відповідно до потреб організму. Наприклад, водень виділяється для регулювання pH, тоді як бікарбонат реабсорбується або виділяється в міру необхідності.

Фізіологія нирок і сечовивідних шляхів - це елегантна і високорегульована система, яка постійно реагує на потреби організму. Глибоке її розуміння є важливим для кожного, хто бажає спеціалізуватися в урології або нефрології, оскільки вона лежить в основі багатьох медичних втручань і методів лікування.

Поширені аномалії та дисфункції

Сечовидільна система, хоч і міцна, але схильна до різноманітних аномалій та дисфункцій. Вони можуть бути наслідком генетичних, екологічних, інфекційних та інших факторів. Розглянемо деякі з найпоширеніших аномалій та дисфункцій.

1. Інфекції сечовивідних шляхів (ІСШ) :
- **Цистит:** запалення сечового міхура, зазвичай викликане бактеріальною інфекцією. Симптоми включають болісне сечовипускання, часте сечовипускання та іноді кров у сечі.
- **Пієлонефрит:** інфекція нирок, яка може виникнути, коли бактерії мігрують з нижніх сечовивідних шляхів до нирок. Може викликати лихоманку, біль у спині та нудоту.

2. Сечокам'яна хвороба (камені в нирках):
Тверді маси мінеральних кристалів, які утворюються всередині нирок. Вони можуть викликати сильний біль, коли рухаються по сечоводу.

3. Нетримання сечі:
Мимовільна втрата сечі. Існує кілька типів, включаючи стресове нетримання, нетримання при позивах і нетримання при переповненні сечового міхура.

4. Доброякісна гіперплазія передміхурової залози (ДГПЗ):
Вона виникає у літніх чоловіків, коли простата, залоза, розташована навколо сечовипускального каналу, починає збільшуватися і стискати сечовипускальний канал, викликаючи проблеми з сечовипусканням.

5. Ниркова недостатність:
- **Гостра:** раптова втрата функції нирок, часто оборотна. Може бути спричинена травмою, інфекцією або певними ліками.
- **Хронічна:** Прогресуюча втрата функції нирок протягом кількох місяців або років. Це часто

пов'язано з хронічними захворюваннями, такими як діабет або гіпертонія.

6. Вроджені вади розвитку:
- **Підковоподібна нирка:** стан, коли дві нирки зростаються біля основи.
- **Ниркова дисплазія:** коли нирки неправильно розвиваються в утробі матері.

7. Пухлини та рак :
- **Перехідно-клітинна карцинома:** найпоширеніший вид раку сечового міхура.
- **Нирково-клітинна карцинома:** найпоширеніший вид раку нирок.

8. Непрохідність сечовивідних шляхів:
Вони можуть бути спричинені пухлинами, каменями в нирках або іншими аномальними структурами, які перешкоджають нормальному відтоку сечі.

9. Звуження уретри (стеноз) :
Аномальне звуження уретри може перешкоджати сечовипусканню, що часто потребує хірургічного втручання.

10. Полікістоз нирок:
Генетичне захворювання, при якому в нирках утворюються численні кісти, що з часом призводять до ниркової недостатності.

Ці аномалії та дисфункції є лише частиною багатьох захворювань, які можуть впливати на сечовидільну систему. Для лікарів-урологів досконале знання цих станів, а також їхніх симптомів, діагностики та лікування є важливим для надання оптимальної допомоги своїм пацієнтам.

Розділ 3

ІНСТРУМЕНТИ ТА ОБЛАДНАННЯ ДЛЯ УРОЛОГІЇ

Сечові катетери: Види, показання та методи

Катетеризація сечового міхура - це поширена процедура в урології, під час якої в сечовий міхур вводять трубку, яка називається катетером, для відведення сечі. Ця процедура проводиться з різних медичних причин. Розглянемо різні типи катетерів, показання до їх встановлення та відповідні методики.

1. Види сечових катетерів :
   - **Постійний катетер (катетер Фолея): це** гнучкий латексний або силіконовий катетер з балоном на кінці, який при надуванні утримує катетер на місці в сечовому міхурі.
   - **Переривчастий катетер:** катетер, призначений для введення в сечовий міхур у певний час для випорожнення сечі, а потім виймається. Його часто використовують люди з неврологічними розладами.
   - **Надлобковий катетер:** хірургічним шляхом вводиться через черевну стінку, безпосередньо над лобковим симфізом, у сечовий міхур.
   - **Самоутримуючий катетер:** призначений для пацієнтів, які можуть самостійно вводити і виводити катетер через певні проміжки часу.
2. Показання до катетеризації сечового міхура:
   - **Затримка** сечовипускання: нездатність спонтанно спорожнити сечовий міхур.
   - **Хірургія:** коли потрібен точний контроль за виведенням сечі.
   - **Травма або непрохідність:** коли уретра заблокована або пошкоджена.
   - **Діагностичні заходи:** отримати стерильний зразок сечі або виміряти ємність сечового міхура.

- **Параліч:** для пацієнтів, які не можуть контролювати або відчувати свій сечовий міхур.
3. Техніки катетеризації :
    - **Підготовка:** Зону статевих органів очищають антисептичним розчином і використовують стерильні рукавички, щоб мінімізувати ризик інфікування.
    - **Змащення:** катетер змащується для полегшення введення та мінімізації травм.
    - **Введення чоловіком:** Пеніс тримають під прямим кутом до тіла, а катетер обережно вводять в уретру, поки не почне витікати сеча, потім трохи далі, щоб переконатися, що наконечник надійно знаходиться в сечовому міхурі.
    - **Введення у жінок:** Губи розсуваються для візуалізації отвору уретри. Потім акуратно вводиться катетер.
    - **Балон:** для катетерів, що знаходяться всередині сечового міхура, балон надувають стерильним розчином, щоб утримувати катетер на місці.
    - **Видалення:** Щоб видалити постійний катетер, спочатку здувають балон, а потім обережно витягують катетер.

Важливо, щоб медичні працівники були навчені правильній техніці та практиці катетеризації сечовивідних шляхів, щоб мінімізувати пов'язані з нею ризики, такі як інфекції сечовивідних шляхів. Спілкування з пацієнтом також має вирішальне значення для забезпечення комфорту та розуміння протягом усієї процедури.

Цистоскопи та їх застосування

Цистоскопія - це важлива урологічна процедура, яка дозволяє оглянути внутрішню частину сечового міхура та уретри за допомогою інструменту, який називається цистоскопом. Ці безцінні інструменти дозволили покращити діагностику та лікування різних урологічних патологій.

1. Цистоскопи: вступ
Цистоскоп - це тонка, гнучка або жорстка трубка, оснащена лінзами, часто з мініатюрною камерою на кінці. Він дозволяє лікарю отримати прямий огляд внутрішньої частини уретри та сечового міхура.

2. Види цистоскопів :
- **Жорсткий цистоскоп:** в основному використовується для хірургічних процедур, таких як резекція пухлин сечового міхура або фрагментація каменів.
- **Гнучкий цистоскоп:** більш зручний для пацієнтів, в основному використовується для діагностичних досліджень, оскільки його можна згинати, щоб повторювати анатомію сечовивідних шляхів.

3. Застосування цистоскопа :
- Діагноз:
  - **Гематурія:** коли в сечі з'являється кров, цистоскопія може допомогти виявити її джерело.
  - **Рецидивуючі інфекції:** Знайти анатомічні причини частих інфекцій сечовивідних шляхів.
  - **Підозра на патологію:** Поліпи, пухлини, камені або дивертикули сечового міхура.
  - **Післяопераційна оцінка:** для моніторингу прогресу після певних операцій.

- Терапевтичні втручання:
    - **Резекція пухлини:** видалення пухлини з сечового міхура.
    - **Лікування каменів:** для дроблення або видалення каменів у сечовому міхурі.
    - **Розширення уретри:** у випадках стенозу або звуження уретри.
    - **Ботокс у сечовий міхур:** для лікування таких станів, як гіперактивний сечовий міхур.
    - **Інстиляція ліків:** Введення ліків безпосередньо в сечовий міхур, як при лікуванні поверхневого раку сечового міхура.
- Керівництво:
    - **Стентування:** Для полегшення відтоку сечі між ниркою та сечовим міхуром у разі виникнення перешкоди.
    - **Біопсії:** Зразки тканин, взяті для гістологічного аналізу.

4. Процедура :
Перед введенням цистоскопа область геніталій очищають, а в уретру часто наносять розчин анестетика. Потім цистоскоп обережно вводять в уретру і просувають до сечового міхура. За необхідності вводять воду або стерильний фізіологічний розчин, щоб роздути сечовий міхур і забезпечити кращу видимість.

5. Після цистоскопії:
Часто після процедури можна відчути легке печіння під час сечовипускання або помітити невелику кількість крові в сечі. Однак, якщо ці симптоми не зникають або супроводжуються ознаками інфекції, необхідно проконсультуватися з лікарем.

Коротше кажучи, цистоскопи є безцінними інструментами в світі урології, поєднуючи в собі діагностичні та терапевтичні можливості і дозволяючи більш точне і менш інвазивне лікування численних патологій.

Інструменти для урологічної хірургії

Урологічна хірургія досягла значного прогресу за останні роки, багато в чому завдяки технологічному прогресу в інструментах, що використовуються. Ці інструменти не тільки зробили процедури більш точними, але й менш інвазивними для пацієнта. Давайте розглянемо деякі з інструментів та обладнання, які найчастіше використовуються в урологічній хірургії.

1. Ендоскопи :
   - **Цистоскоп:** як згадувалося вище, він використовується для візуалізації внутрішньої частини сечового міхура.
   - **Уретероскоп:** для огляду уретри та сечоводів. Доступний у жорсткій та гнучкій версіях, часто використовується для лікування каменів у нирках.
   - **Реноскоп:** інструмент, призначений для візуалізації ниркових мисок.
2. Інструменти фрагментації :
   - **Літотриптор:** пристрій, який використовує ударні хвилі для розбивання каміння на дрібніші фрагменти.
   - **Гольмієвий лазер:** використовується для руйнування сечових каменів за допомогою точної лазерної енергії.
3. Витяжні системи :
   - **Пінцет:** інструменти різних розмірів і форм для захоплення та вилучення розрахунків.

- **Кошики:** сітчасті пристрої, що використовуються для захоплення та вилучення уламків каміння.

4. Резекційні інструменти :
   - **Резектоскоп:** інструмент, що використовується для видалення тканин, наприклад, при резекції пухлин простати або сечового міхура.

5. Інструменти для лапароскопічної хірургії :
   - **Троакар:** трубка, що використовується як точка входу для лапароскопічних інструментів.
   - **Лапароскопічна камера:** Забезпечує детальний огляд операційної зони.
   - **Ножиці, щипці та коагуляційні пристрої:** спеціально розроблені для лапароскопічної хірургії.

6. Хірургічна робототехніка:
   - **Хірургічна система "Да Вінчі":** роботизована система, яка дозволяє проводити надточні, менш інвазивні операції. Хірург керує роботом дистанційно, що дозволяє зменшити тремор і підвищити точність.

7. Різні інструменти :
   - **Свічки:** використовуються для розширення уретри.
   - **Голки та нитки:** для закриття розрізів або внутрішніх швів.
   - **Катетери та дренажі:** для виведення рідини або сечі після операції.

8. Прилади для коагуляції та гемостазу :
   - **Електрокаутеризація:** використовує електричний заряд для згортання крові.
   - **Лазерний** Може використовуватися для коагуляції дрібних кровоносних судин.

Для забезпечення безпеки пацієнтів важливо, щоб хірурги-урологи були навчені не лише користуватися цими інструментами, але й їх обслуговувати та стерилізувати. Оволодіння цими інструментами, особливо новітніми технологіями, такими як роботизована хірургія, може значно покращити результати лікування пацієнтів і зменшити кількість післяопераційних ускладнень.

Розділ 4

РУТИННИЙ СЕСТРИНСЬКИЙ ДОГЛЯД В УРОЛОГІЇ

Догляд за пацієнтами із затримкою сечі

Затримка сечовипускання - це стан, який характеризується нездатністю людини повністю спорожнити сечовий міхур. Вона може бути гострою, раптовою і болючою, або хронічною, тривалою і часто безболісною. Роль медичної сестри у веденні таких пацієнтів має вирішальне значення для забезпечення швидкого втручання, полегшення болю та запобігання можливим ускладненням.

1. Початкова оцінка :
   - **Опитування:** медсестра збирає історію хвороби, супутні симптоми та тривалість утримання.
   - **Фізикальне обстеження:** оцінка здуття живота та пальпація нижньої частини живота для виявлення розтягнутого сечового міхура.
2. Негайні дії :
   - **Катетеризація:** встановлення катетера для відведення сечі часто є першим кроком для полегшення стану пацієнта. Вибір катетера залежить від основної причини та стану пацієнта.
   - **Вимірювання залишкового об'єму:** після проведення катетеризації необхідно виміряти кількість виділеної сечі, щоб оцінити ступінь затримки сечі.
3. Пошук першопричини :
   - **Медичне обстеження:** Для виявлення причини можуть знадобитися додаткові дослідження, такі як ультразвукове сканування або цистоскопія.
   - **Історія хвороби:** затримка сечовипускання може бути спричинена певними станами, прийомом ліків або попередньою операцією.
4. Лікування та подальше спостереження:
   - **Медикаментозне лікування:** Деякі ліки можуть допомогти зменшити розмір простати або

розслабити м'язи сечового міхура, полегшуючи сечовипускання.
- **Самостійна катетеризація:** у деяких випадках пацієнти можуть навчитися самостійно проводити катетеризацію в домашніх умовах.
- **Емоційна підтримка:** затримка сечовипускання може бути стресом для пацієнтів. Уважне вислуховування та психологічна підтримка є дуже важливими.
- **Інформування пацієнтів:** Пацієнти повинні бути поінформовані про ризики та ознаки ускладнень, таких як інфекції, і знати, коли звертатися за медичною допомогою.

5. Профілактика ускладнень:
- **Гігієна:** Забезпечте асептичну техніку під час катетеризації, щоб зменшити ризик інфікування.
- **Регулярний моніторинг:** Пацієнти з ризиком хронічної ретенції повинні регулярно спостерігатися для виявлення та лікування будь-яких ускладнень на ранній стадії.
- **Поінформувати про тригери:** Певні ліки або звички можуть посилити затримку сечі. Медсестри повинні розповісти пацієнтам про ці фактори.

Лікування затримки сечовипускання є важливим аспектом урологічної допомоги. Здатність медсестри швидко втрутитися, надати компетентну допомогу та емоційно підтримати пацієнта може значно покращити результат лікування.

Післяопераційний догляд після урологічних операцій

Урологічні операції є поширеним явищем, і, як і після будь-якої іншої операції, післяопераційний догляд має важливе значення для забезпечення оптимального відновлення пацієнта і запобігання ускладнень. Медичні сестри відіграють центральну роль на цьому етапі догляду.

1. Початковий моніторинг :
   - **Життєві показники:** регулярний моніторинг артеріального тиску, пульсу, температури та частоти дихання для виявлення будь-яких відхилень від норми.
   - **Дренаж:** моніторинг кольору, прозорості та об'єму сечі, що відводиться через катетер або будь-який інший дренаж.
   - **Біль:** регулярне обстеження та введення анальгетиків за потреби.
2. Управління дренажами та катетерами:
   - **Обслуговування:** Підтримуйте місце введення в чистоті, щоб запобігти інфікуванню.
   - **Видалення:** видаліть катетер або дренаж відповідно до медичних інструкцій, часто після того, як переконаєтесь, що пацієнт може нормально мікстувати.
3. Мобілізація:
   - **Заохочення рухливості:** залежно від процедури, часто корисно заохочувати пацієнта ходити або пересуватися, щоб запобігти венозному застою і легеневим ускладненням.
   - **Дихальні вправи:** вони можуть допомогти запобігти легеневим ускладненням після анестезії.
4. Зволоження та харчування:
   - **Заохочуйте гідратацію:** хороша гідратація може допомогти запобігти інфекціям сечовивідних шляхів і сприяти загоєнню.
   - **Відновлення прийому їжі:** Поступове введення їжі відповідно до переносимості пацієнтом.

5. Профілактика інфекцій:
- **Асептичні методи:** Використовуйте відповідні методи при зміні перев'язувальних матеріалів або роботі з катетерами.
- **Інформування пацієнта:** Проінформуйте пацієнта про ознаки інфекції, на які слід звертати увагу, та про важливість особистої гігієни.

6. Знеболювання :
- **Лікування:** регулярне введення знеболювальних препаратів за необхідності.
- **Немедикаментозні методи:** релаксаційні техніки, масаж або застосування тепла/холоду, залежно від ситуації.

7. Освіта для повернення додому:
- **Конкретні інструкції:** надайте чіткі інструкції щодо догляду за ранами, прийому ліків, фізичної активності та дієти.
- **Попереджувальні знаки:** Поінформуйте пацієнта про ознаки та симптоми, які потребують негайної медичної допомоги, наприклад, лихоманка, сильна кровотеча або гострий біль.
- **Медичне спостереження:** Наголосіть на важливості післяопераційних візитів для забезпечення адекватного загоєння.

8. Емоційна підтримка :
- **Вислуховування:** Навіть незначна операція може викликати стрес. Пропонуйте емпатичне слухання та емоційну підтримку.
- **Переадресація:** За необхідності, переадресуйте пацієнта до психологічних ресурсів або груп підтримки.

Післяопераційний період має вирішальне значення для благополуччя пацієнта. Досвід, увага та відданість медсестри є важливими для забезпечення плавного одужання та мінімізації ризику ускладнень. Комплексний догляд охоплює фізичні, емоційні та освітні аспекти догляду за пацієнтом.

Лікування інфекцій сечовивідних шляхів та їх ускладнення

Інфекції сечовивідних шляхів (ІСШ) є одними з найпоширеніших інфекцій в медицині. Вони можуть варіюватися від простого циститу до важкого гострого пієлонефриту, який може загрожувати життю. Медичні сестри перебувають на передньому краї лікування, від раннього виявлення та лікування до навчання пацієнтів.

1. Розпізнавання симптомів :
   - **Класичні симптоми:** дизурія, часте сечовипускання, надлобковий біль, каламутна сеча або сеча з неприємним запахом.
   - **Тяжкі симптоми:** лихоманка, озноб, біль у спині, нудота і блювота, що часто вказує на ураження нирок.
2. Діагностика та дослідження:
   - **Аналіз сечі: посів** сечі необхідний для ідентифікації збудника та визначення його чутливості до антибіотиків.
   - **Аналізи крові:** при підозрі на сепсис або пієлонефрит.
3. Лікування наркоманії:
   - **Антибіотики: підбираються** відповідно до результатів посіву сечі. Дотримання пацієнтом повного курсу лікування має вирішальне значення для уникнення рецидивів.
   - **Анальгетики:** для боротьби з болем і лихоманкою.
4. Профілактика ускладнень:
   - **Гідратація:** заохочуйте пацієнтів пити достатню кількість рідини, щоб допомогти вивести бактерії.
   - **Регулярне спорожнення сечового міхура:** уникайте застою сечі, що є фактором ризику інфікування.

- **Моніторинг:** виявлення ознак ускладнень, таких як сепсис або ниркова недостатність.

5. Навчання пацієнтів:
   - **Техніка туалету:** Порадьте жінкам підмиватися спереду назад, щоб уникнути поширення бактерій в уретру.
   - **Важливість повного випорожнення:** сечовипускання повністю і регулярно.
   - **Гідратація:** Важливість вживання достатньої кількості води.
   - **Інтимні стосунки: мочитися** до і після статевого акту, щоб мінімізувати ризик інфікування.

6. Лікування ускладнень:
   - **Реінфекції:** розпізнавання ознак рецидиву та важливість повторного візиту до лікаря.
   - **Пієлонефрит:** інфекція, яка поширюється на нирки, часто вимагає госпіталізації та ретельного спостереження.
   - **Уросепсис:** системна реакція на інфекцію, яка може призвести до септичного шоку. Швидке розпізнавання та негайне втручання мають важливе значення.

7. Довгострокове спостереження:
   - **Регулярні огляди:** для пацієнтів з рецидивуючими інфекціями або анатомічними аномаліями.
   - **Самообслуговування:** для певних пацієнтів з високим ризиком навчіться робити домашній аналіз сечі.
   - **Профілактичне лікування:** У деяких випадках може бути рекомендовано тривале лікування низькими дозами антибіотиків.

Лікування інфекцій сечовивідних шляхів, хоч і є поширеним, вимагає ретельної уваги, щоб уникнути серйозних ускладнень. Медична сестра відіграє центральну роль у навчанні пацієнта, спостереженні за перебігом хвороби та швидкому втручанні в разі виникнення ускладнень.

Паліативна допомога в урології

Паліативна допомога покликана покращити якість життя пацієнтів та їхніх родин перед обличчям наслідків потенційно смертельної хвороби. В урології це часто пов'язано з прогресуючими злоякісними патологіями, зокрема, урологічним раком. Медичні сестри відіграють вирішальну роль у цьому мультидисциплінарному підході.

1. Розуміння хвороби :
   - **Освіта:** Інформування пацієнтів та їхніх родин про природний перебіг хвороби, можливості лікування та цілі паліативної допомоги.
   - **Відкрита дискусія:** заохочуйте запитання та висловлюйте занепокоєння чи страхи.
2. Лікування болю :
   - **Оцінка:** регулярне визначення рівня болю та супутніх симптомів.
   - **Лікування: застосування** опіоїдів, протизапальних та інших анальгетиків у співпраці з медичною командою.
   - **Немедикаментозні методи:** релаксаційні техніки, масаж, комплементарна терапія.
3. Супутні симптоми :
   - **Проблеми з сечовипусканням:** нетримання, затримка сечі, гематурія.
   - **Шлунково-кишкові симптоми:** нудота, запор, анорексія.
   - **Психологічні симптоми:** тривога, депресія, розгубленість.
4. Психологічна та емоційна підтримка:
   - **Активне слухання:** надання простору для висловлення страхів, жалю та сподівань.
   - **Переадресація: За** потреби зверніться до психологів, соціальних працівників або груп підтримки.

5. Розширене планування догляду :
   - **Приймати попередні медичні рішення:** Обговоріть побажання пацієнта щодо медичних втручань, реанімації та вентиляції.
   - **Заповіт:** заохочення пацієнтів висловлювати свої побажання щодо догляду наприкінці життя.
6. Підтримка сім'ї:
   - **Просвітництво:** надання інформації про перебіг хвороби та про те, чого слід очікувати.
   - **Емоційна підтримка:** запропонувати близьким місце, де можна вислухати і поділитися.
   - **Практична допомога:** Перенаправлення до ресурсів для домашнього догляду, фінансова підтримка та матеріально-технічна допомога.
7. Кінець життя:
   - Догляд вдома або в хоспісі: за бажанням пацієнта.
   - **Підтримка:** Забезпечення заспокійливої присутності, вислуховування та реагування на потреби пацієнта.
   - **Втрата: Надання** підтримки сім'ї після смерті та скерування до ресурсів, що надають допомогу у зв'язку з важкою втратою.

Паліативна допомога в урології фокусується не лише на кінці життя, але й на якості життя. Медична сестра, з її досвідом і співчуттям, є важливою опорою в цьому підході, орієнтованому на пацієнта і сім'ю, пропонуючи підтримку, комфорт і гідність у часто важкі часи.

Розділ 5

ХІРУРГІЯ В УРОЛОГІЇ

Найпоширеніші види хірургічних втручань

Урологія охоплює широкий спектр втручань, від мінімальних ендоскопічних процедур до складних відкритих операцій. Кожна процедура підбирається з урахуванням конкретної патології пацієнта. Нижче наведено огляд видів хірургічних втручань, які найчастіше проводяться в урології.

1. Урологічна ендоскопія:
    - **Цистоскопія:** візуальне обстеження сечового міхура за допомогою цистоскопа для діагностики, моніторингу та лікування захворювань сечового міхура.
    - **Уретероскопія:** візуальне обстеження сечоводів і нирок, часто для видалення каменів.
2. Операції при сечокам'яній хворобі:
    - **Екстракорпоральна ударно-хвильова літотрипсія (ЕУХЛ):** неінвазивний метод дроблення каменів за допомогою ударних хвиль.
    - **Черезшкірна нефролітотомія (ЧШН):** процедура видалення великих каменів у нирках шляхом введення нефроскопа через невеликий розріз у спині.
3. Втручання на простаті:
    - **Трансуретральна резекція простати (ТУРП):** ендоскопічна процедура видалення частини збільшеної простати.
    - **Радикальна простатектомія:** повне видалення передміхурової залози для лікування раку простати.
4. Операція на нирках:
    - **Нефректомія:** повне або часткове видалення нирки, часто при пухлинах нирок.

- **Пієлопластика:** відновлення ниркової миски для усунення обструкції сечоводу.
5. Операція на сечовому міхурі :
    - **Цистектомія:** видалення всього сечового міхура або його частини, зазвичай для лікування раку сечового міхура.
    - **Ентероцистопластика:** збільшення сечового міхура за допомогою сегмента кишечника.
6. Хірургія чоловічої репродуктивної системи:
    - **Вазектомія:** процедура чоловічої стерилізації.
    - **Варикоцелектомія:** операція з корекції варикоцеле (розширених вен мошонки).
7. Реконструктивна хірургія:
    - **Уретеростомія:** створення штучного отвору для відведення сечі.
    - **Нефростомія:** прямий дренаж нирки через шкіру.
    - **Створення неосечового міхура:** побудова нового сечового міхура з сегмента кишківника після цистектомії.
8. Дитяча хірургія:
    - **Виправлення гіпоспадії:** корекція отвору сечовипускального каналу, який неправильно розташований на статевому члені.
    - **Орхіпексія:** хірургічне видалення неопущеного яєчка.

Кожна урологічна операція вимагає спеціальної підготовки, відповідної хірургічної техніки та адекватного післяопераційного моніторингу для забезпечення найкращого результату для пацієнта. Медична сестра відіграє важливу роль на цих етапах, забезпечуючи безпеку, комфорт і навчання пацієнта протягом усього процесу.

Роль періопераційної медсестри

Періопераційна медсестра відіграє важливу роль до, під час і після операції. Її присутність та втручання є запорукою безпеки, комфорту та ефективності хірургічного лікування пацієнта. Давайте розглянемо кожен з цих етапів.

1. Передопераційний етап:
   - **Початкова оцінка:** медсестра оцінює загальний стан пацієнта, історію хвороби, історію хірургічних втручань та поточний прийом ліків, щоб передбачити будь-які ризики або ускладнення.
   - **Інформування пацієнта:** Медсестра інформує пацієнта про процедуру, її переваги та ризики, перебіг операції та післяопераційний період.
   - **Фізична підготовка:** може включати гоління операційної зони, встановлення периферичної венозної лінії та перевірку життєво важливих параметрів.
   - **Емоційна підготовка:** медсестра пропонує психологічну підтримку, заспокоює пацієнта і відповідає на його запитання, щоб зменшити тривогу.
   - **Адміністративні перевірки:** Переконайтеся, що всі необхідні документи, такі як форма інформованої згоди, були підписані.

2. Інтраопераційний етап (в операційній) :
   - **Переміщення пацієнта:** Забезпечення безпечного переходу від пацієнта до операційної.
   - **Безпосередня допомога під час операції:** деякі медсестри, наприклад, операційні медсестри, допомагають хірургу безпосередньо, надаючи необхідні хірургічні інструменти.

- **Моніторинг:** медсестра безперервно стежить за життєвими показниками, реакціями та станом пацієнта під час операції.
- **Документація:** ведення медичної документації в актуальному стані, документування подій, введених ліків і спостережень.

3. Післяопераційна фаза:
   - **Первинна оцінка:** Вийшовши з операційної, медсестра негайно оцінює життєві показники, біль, наявність кровотечі або інших ускладнень.
   - **Знеболення:** Застосовуйте анальгетики за призначенням лікаря та регулярно оцінюйте їх ефективність.
   - **Емоційна підтримка:** продовжуйте заспокоювати пацієнтів, відповідайте на їхні запитання та підтримуйте їхні родини.
   - **Догляд за раною:** Регулярно перевіряйте хірургічну рану, за потреби очищайте та міняйте пов'язки.
   - **Навчання для повернення додому:** інформування пацієнта та його родини про догляд вдома, ознаки ускладнень, які слід відстежувати, та необхідне медичне спостереження.
   - **Підготовка до виписки:** Переконатися, що пацієнт стабільний і отримав всі необхідні ліки та інструкції щодо повернення додому.

Протягом усього хірургічного шляху пацієнта періопераційна медсестра забезпечує надання допомоги відповідно до найкращих практик і професійних стандартів. Вони є центральною ланкою між пацієнтом, хірургом та іншими членами медичної команди, гарантуючи комплексний, інтегрований догляд за пацієнтом.

Можливі ускладнення і догляд за ними

Урологія, як і всі хірургічні спеціальності, схильна до ускладнень. Хоча ці ускладнення не є систематичними, їх швидке розпізнавання та належне лікування мають вирішальне значення для забезпечення благополуччя пацієнта.

1. Кровотеча:
   - **Розпізнавання:** активна кровотеча, гематома, падіння артеріального тиску, тахікардія.
   - **Лікування:** зупинка кровотечі (компресія, накладання швів, електрокоагуляція), переливання крові за необхідності, ретельний моніторинг життєво важливих параметрів.
2. Інфекція:
   - **Розпізнавання:** Лихоманка, біль при сечовипусканні, каламутна сеча або сеча з неприємним запахом, біль навколо операційної рани.
   - **Лікування:** антибіотикотерапія, посів сечі, місцева обробка рани, дренування абсцесів за необхідності.
3. Пошкодження сусідніх конструкцій :
   - **Розпізнавання:** біль, кров у сечі або калі, симптоми з боку травлення.
   - **Лікування:** хірургічне повторне обстеження, консервативне лікування або хірургічне втручання, залежно від ситуації.
4. Непрохідність сечовивідних шляхів:
   - **Розпізнавання:** Неможливість сечовипускання, тазовий або абдомінальний біль, здуття живота.
   - **Лікування:** сечовий катетер для дренування сечового міхура, подальше обстеження для визначення причини обструкції.

5. Утворення післяопераційних каменів:
   - **Розпізнавання:** біль, гематурія, ниркова коліка.
   - **Лікування:** знеболення, гідратація, оцінка зображень, можливо, повторна операція з видалення каменів.
6. Тромбоз глибоких вен:
   - **Розпізнавання:** біль, набряк або почервоніння ноги, іноді задишка (якщо це пов'язано з тромбоемболією легеневої артерії).
   - **Лікування:** антикоагулянти, еластична компресія, оцінка за допомогою ультразвукового дослідження з доплерографією.
7. Анестезіологічні ускладнення:
   - **Розпізнавання:** алергічні реакції, проблеми з диханням, серцеві ускладнення.
   - **Лікування:** специфічне лікування залежно від ускладнення, часто у відділенні інтенсивної терапії.
8. Проблеми зцілення:
   - **Розпізнавання:** уповільнене загоєння, розходження країв рани, інфікування.
   - **Лікування:** місцеве лікування, можливо, антибіотики, іноді повторна операція для вторинного закриття.
9. Еректильна дисфункція або проблеми з нетриманням сечі (після певних операцій на простаті або сечовому міхурі):
   - **Розпізнавання:** Труднощі з отриманням або підтриманням ерекції, слабкість сечового міхура.
   - **Лікування:** медикаментозне, реабілітація промежини, механічні пристрої, психологічна оцінка.
10. Ускладнення, пов'язані з пристроями (катетери, стенти):
    - **Розпізнавання:** біль, ознаки інфекції, міграція пристрою, непрохідність.
    - **Лікування:** Видалення або заміна пристрою, симптоматичне лікування.

Ключ до ефективного лікування ускладнень полягає у профілактиці, ранньому розпізнаванні та швидкому втручанні. Медичні сестри відіграють фундаментальну роль у спостереженні за пацієнтами та виявленні ранніх ознак ускладнень. Ефективна комунікація між медсестрою, пацієнтом і медичною командою має важливе значення для забезпечення оптимального догляду.

Реабілітація промежини після втручання

Перевиховання промежини, яке часто називають перевихованням тазового дна, - це комплекс методик, спрямованих на зміцнення м'язів промежини. Після урологічних операцій, зокрема простатектомії або операцій з приводу нетримання сечі, може виникнути необхідність допомогти пацієнту відновити нормальну функцію сечовипускання та запобігти можливим ускладненням.

1. Чому важлива реабілітація промежини?
   - **Повернення до нормального сечовипускання:** Після певних операцій нетримання сечі може бути ускладненням. Реабілітація має на меті прискорити повернення до нормального сечовипускання.
   - **Профілактика опущення:** зміцнення м'язів промежини може допомогти запобігти опущенню органів малого тазу.
   - **Покращення сексуальної функції:** підтягнуте тазове дно також може відігравати певну роль в еректильній функції.

2. Техніки реабілітації промежини :
- **Вправи Кегеля: полягають** у скороченні та розслабленні м'язів промежини, тим самим зміцнюючи їх.
- **Біологічний зворотний зв'язок:** це метод, який використовує датчики для інформування пацієнта в режимі реального часу про активність м'язів промежини, допомагаючи йому ефективніше їх скорочувати.
- **Електростимуляція:** невеликі електричні імпульси використовуються для стимуляції та зміцнення м'язів промежини.
- **Мануальна терапія:** полягає в масажі або тиску, що застосовується фізіотерапевтом для покращення еластичності та функції промежини.

3. Процедура реабілітації:
- **Початкова оцінка:** Перед початком проводиться оцінка сили та функції тазового дна, часто спеціалістом-фізіотерапевтом або урологом.
- **Персоналізована програма:** залежно від потреб пацієнта складається програма вправ.
- **Регулярний моніторинг:** Регулярні сесії, часто щотижня, організовуються для моніторингу прогресу та коригування програми в разі потреби.

4. Поради для пацієнта:
- **Регулярність:** ключ до успіху - це регулярність. Часто рекомендується виконувати вправи кілька разів на день.
- **Уникайте фізичних навантажень:** Під час реабілітаційного періоду бажано уникати перенесення важких вантажів і занять силовими видами спорту.
- **Прислухайтеся до свого тіла:** якщо ви відчуваєте біль або дискомфорт, обов'язково проконсультуйтеся з фізіотерапевтом або лікарем.

5. Тривалість реабілітації:
Тривалість перевиховання промежини залежить від пацієнта, характеру операції та швидкості відновлення. Вона може тривати від кількох тижнів до кількох місяців.

Виховання промежини після урологічних операцій є ключовим елементом післяопераційного лікування. Його мета - допомогти пацієнтові повернутися до оптимальної якості життя та запобігти майбутнім ускладненням. Медичні сестри відіграють важливу роль у навчанні пацієнтів, спрямовуючи та заохочуючи їх протягом усього процесу реабілітації.

Розділ 6

МЕДИЧНЕ ЛІКУВАННЯ І ФАРМАКОЛОГІЧНІ В УРОЛОГІЇ

Медикаменти широко застосовуються в урології

Як медична спеціальність, урологія використовує різноманітні препарати для лікування, контролю або профілактики урологічних розладів. Ці препарати відрізняються залежно від захворювання, яке лікується. Ось огляд ліків, які найчастіше використовуються в урології:

1. Антибіотики :
   - **Мета:** Лікування та профілактика інфекцій сечовивідних шляхів.
   - **Приклади:** триметоприм/сульфаметоксазол (Бактрим), нітрофурантоїн (Макродантін), ципрофлоксацин, амоксицилін.
2. Альфа-блокатори :
   - **Мета:** Лікування доброякісної гіперплазії передміхурової залози (ДГПЗ) шляхом розслаблення м'язів шийки сечового міхура та простати.
   - **Приклади:** Тамсулозин (Фломакс), Альфузозин (Уроксатрал), Теразозин (Гітрін).
3. Інгібітори 5-альфа-редуктази :
   - **Мета:** зменшити розмір простати при ДГПЗ.
   - **Приклади:** фінастерид (Proscar), дутастерид (Avodart).
4. Спазмолітики :
   - **Мета:** Зняти спазми сечового міхура.
   - **Приклади:** Оксибутинін (Дітропан), Толтеродин (Детройт).
5. Препарати від еректильної дисфункції :
   - **Мета:** Полегшити ерекцію.
   - **Приклади:** силденафіл (Віагра), тадалафіл (Сіаліс), варденафіл (Левітра).

6. Засоби для підлужування та підкислення сечі:
   - **Мета:** Змінити рН сечі з метою лікування та профілактики певних типів каменів у нирках.
   - **Приклади:** цитрат калію, ацетазоламід.
7. Хелатоутворювачі кальцію:
   - **Мета:** Запобігти утворенню кальцієвих каменів у нирках.
   - **Приклади:** тіазиди, ортофосфати.
8. Сечогінні анальгетики :
   - **Мета:** полегшити біль і комфорт, пов'язані з інфекцією сечовивідних шляхів.
   - **Приклади:** Феназопіридин (Pyridium).
9. Імуномодулюючі засоби :
   - **Мета:** лікування деяких пухлин сечового міхура.
   - **Приклади:** БЦЖ (бацила Кальметта і Герена).
10. Ліки від стресового нетримання сечі :
    - **Мета:** посилити тонус сфінктера уретри.
    - **Приклади:** Дулоксетин (Yentreve).
11. Гормональна терапія:
    - **Мета:** лікування раку простати на пізніх стадіях.
    - **Приклади:** лейпролід (лупрон), гозерелін (золадекс).

Дуже важливо, щоб медичні сестри в урології добре знали найпоширеніші лікарські засоби, їхні потенційні побічні ефекти та можливі взаємодії. Крім того, вони повинні вміти надавати відповідну інформацію та навчати пацієнтів щодо правильного застосування та моніторингу цих препаратів.

Лікування болю

Біль - це симптом, який часто зустрічається в урології, незалежно від того, чи пов'язаний він із захворюванням, хірургічним втручанням або інвазивною процедурою. Ефективне знеболення має важливе значення для комфорту пацієнта, якості лікування та прискорення процесу одужання.

1. Оцінка болю :
   - **Характеристика:** Важливо визначити інтенсивність, тип (тупий, гострий, колючий), тривалість і локалізацію.
   - **Оціночні шкали:** часто використовуються такі інструменти, як візуально-аналогова шкала (ВАШ) або числова шкала.
   - **Тригерні та заспокійливі фактори:** Визначення того, що загострює або полегшує біль, може допомогти в лікуванні.
2. Знеболюючі препарати :
   - **Неопіоїдні анальгетики:** парацетамол (ацетамінофен), нестероїдні протизапальні препарати (НПЗП), такі як ібупрофен.
   - **Опіоїдні анальгетики:** морфін, трамадол, оксикодон. Ці препарати часто призначають після великих хірургічних втручань.
   - **Ко-анальгетики:** ліки, які можуть посилювати дію анальгетиків, наприклад, деякі протисудомні препарати або антидепресанти.
3. Немедикаментозні підходи :
   - **Термотерапія:** застосування тепла або холоду може полегшити певні види болю.
   - **Методи релаксації:** глибоке дихання, медитація або візуалізація можуть допомогти впоратися з болем.
   - **Мануальні терапії:** масаж, фізіотерапія або остеопатія.
   - **Транскутанна електростимуляція (TENS):** використовує невеликі електричні струми для полегшення болю.

4. Післяопераційний менеджмент :
- **Епідуральна аналгезія під контролем (АСЕ):** техніка, що дозволяє пацієнтам самостійно вводити анальгетики через епідуральний канал.
- **Нервова блокада:** місцевий анестетик для блокування болю в певній ділянці.
- **Мультимодальне лікування болю:** поєднання різних підходів для максимального полегшення.

5. Хронічний біль в урології :
- **Інтерстиціальний цистит:** хворобливий стан сечового міхура, який часто вимагає мультидисциплінарного підходу.
- **Післяопераційний біль:** деякий біль може зберігатися після початкового загоєння.

6. Навчання пацієнтів:
- **Інформація про біль:** допомога пацієнтам зрозуміти причину болю.
- **План лікування:** обговоріть варіанти лікування та складіть план.
- **Розпізнавання побічних ефектів:** деякі ліки можуть мати побічні ефекти, про які пацієнти повинні знати.

7. Моніторинг та подальші дії :
- **Регулярне оцінювання:** біль слід регулярно оцінювати, щоб переконатися, що лікування є ефективним.
- **Коригування лікування:** залежно від прогресування болю та відповіді на лікування.

Лікування болю в урології вимагає комплексного підходу, що поєднує медикаментозні та немедикаментозні стратегії. Медичні сестри відіграють ключову роль не лише у введенні ліків та лікуванні, але й у навчанні, підтримці та спостереженні за пацієнтами.

Лікування еректильної дисфункції

Еректильна дисфункція (ЕД) визначається як стійка або періодична нездатність досягти або підтримувати ерекцію, достатню для задовільної сексуальної активності. Її лікування вимагає багатовимірного підходу, який врахує основні причини - фізіологічні, психологічні або обидві.

1. Оцінка та діагностика :
   - **Медичний та статевий анамнез:** повна оцінка історії хвороби, поточного прийому ліків та способу життя має вирішальне значення для виявлення можливих причин.
   - **Фізіологічні аналізи: аналізи** крові для оцінки рівня гормонів, цукру, холестерину та інших показників. Також можуть бути використані інші тести, такі як доплерографія статевого члена.
   - **Психологічна оцінка:** визначити, чи відіграють роль такі фактори, як стрес, тривога або депресія.
2. Медикаментозне лікування:
   - **Інгібітори фосфодіестерази типу 5 (ФДЕ5):** це найчастіше призначувані препарати. Приклади: силденафіл (Віагра), тадалафіл (Сіаліс), варденафіл (Левітра) та аванафіл (Стендра).
   - **Гормональне лікування:** якщо ЕД спричинена гормональним дисбалансом, наприклад, низьким рівнем вироблення тестостерону, можна розглянути можливість замісної терапії.
3. Системи та процедури :
   - **Вакуумні помпи (помпи для пеніса):** Пристрій, який стимулює приплив крові до пеніса шляхом створення вакууму.
   - **Протези пеніса:** хірургічні імплантати, які можуть бути надувними або напівжорсткими.
   - **Ін'єкції в пеніс:** препарати, що вводяться безпосередньо в пеніс, наприклад, алпростадил.

4. Неінвазивні методи лікування:
- **Ударно-хвильова терапія:** звукові хвилі низької інтенсивності використовуються для стимулювання утворення нових кровоносних судин.
- **Психологічна терапія:** Секс-терапія або консультування можуть бути корисними, особливо якщо психологічні фактори сприяють розвитку ЕД.

5. Альтернативні методи лікування :
- **Голковколювання:** хоча дослідження неоднозначні, деякі чоловіки знайшли користь у цьому традиційному китайському підході.
- **Рослинні добавки:** Такі засоби, як червоний женьшень і йохімбе, були досліджені, але їх ефективність і безпека потребують подальшого вивчення.

6. Зміна способу життя :
- **Покращення дієти:** збалансована дієта сприяє кровообігу та здоров'ю серця.
- **Регулярні фізичні вправи:** покращують кровообіг, підвищують впевненість у собі та зменшують стрес.
- **Уникайте тютюну та алкоголю:** ці речовини можуть посилити ЕД.
- **Зменшення стресу:** техніки релаксації, медитація або йога можуть допомогти.

7. Освіта та комунікація :
- **Підтримка та консультування:** Пацієнти та їхні партнери можуть отримати користь від інформаційних сесій про ЕД, її причини та методи лікування.
- **Підтримувати відкриту комунікацію:** партнери повинні разом обговорювати свої почуття і побоювання щодо виходу з ситуації.

Еректильна дисфункція - це стан, який може серйозно вплинути на самооцінку, якість життя та стосунки. Для досягнення найкращих результатів необхідний індивідуальний підхід до лікування, заснований на основних причинах і побажаннях пацієнта.

Хіміотерапія та променевої терапії в урології

В урології хіміотерапія та променева терапія є основними методами лікування різних видів раку, включаючи рак сечового міхура, нирок, простати та яєчок. Розуміння цих методів лікування та їхньої ролі в лікуванні урологічних захворювань має вирішальне значення для медичних сестер в урології.

1. Хіміотерапія:
   - **Визначення:** Хіміотерапія - це використання препаратів для знищення або пригнічення росту ракових клітин.
   - Застосування в урології:
     - *Рак сечового міхура:* внутрішньоміхурова інстиляція або системне введення.
     - *Рак яєчка:* особливо при несеміномних пухлинах.
     - *Рак нирки:* на пізніх стадіях або з метастазами.
   - **Поширені побічні ефекти:** Нудота, втома, втрата волосся, мієлосупресія (зменшення кількості клітин крові).
   - **Роль медсестри:** моніторинг побічних ефектів, призначення лікування, навчання та підтримка пацієнтів.
2. Променева терапія:
   - **Визначення:** Радіотерапія використовує іонізуюче випромінювання для знищення або зменшення кількості ракових клітин.
   - Застосування в урології:

Рак передміхурової залози: зазвичай використовується зовнішня променева терапія або брахітерапія (радіоактивні імплантати).

Рак сечового міхура: використовується або як доповнення до хірургічного втручання, або як основне лікування для пацієнтів, які не підлягають хірургічному втручанню.

Поширені побічні ефекти: Втома, шкірні реакції (подібні до сонячних опіків), шлунково-кишкові симптоми, подразнення сечового міхура.

Роль медсестри: моніторинг шкірних реакцій, управління побічними ефектами, навчання пацієнтів щодо догляду за шкірою та спостереження після лікування.

3. Комбінація методів лікування:

Деяким пацієнтам може знадобитися поєднання хіміотерапії та променевої терапії одночасно або послідовно. Це рішення залежить від типу, локалізації та стадії раку.

4. Специфічний сестринський догляд :

Підготовка пацієнтів: Надайте інформацію про те, чого очікувати, потенційні побічні ефекти та як їх долати.

Подальше спостереження: Консультації після лікування необхідні для моніторингу реакції на лікування, управління побічними ефектами та вирішення проблем пацієнтів.

Емоційна підтримка: діагностика та лікування раку можуть мати значний психологічний вплив. Медсестри повинні вислухати, надати підтримку і, за необхідності, скерувати пацієнтів до спеціалістів.

Освіта: навчання пацієнтів про важливість дотримання правил, раннього розпізнавання побічних ефектів і про те, коли потрібно звертатися за допомогою.

Хіміотерапія та променева терапія є основними методами лікування онкологічних захворювань в урології. Медичні сестри відіграють центральну роль у веденні пацієнтів, не тільки забезпечуючи безпечне та ефективне лікування, але й надаючи неоціненну підтримку пацієнтам протягом усього курсу лікування.

Розділ 7

ВИКЛИКИ ЕМОЦІЙНІ ТА ПСИХОЛОГІЧНІ

Розуміння реакції пацієнта

Коли йдеться про урологічні діагнози та лікування, особливо пов'язані з раком, пацієнти можуть відчувати широкий спектр емоцій та реакцій. Для того, щоб надавати комплексну допомогу, дуже важливо, щоб особи, які здійснюють догляд, зокрема медичні сестри, розуміли ці реакції.

1. Шок і невіра :
    - Серйозні або неочікувані діагнози можуть призвести до початкової фази шоку. Пацієнт може мати труднощі з асиміляцією інформації або усвідомленням реальності ситуації.
    - **Медсестринське втручання:** Забезпечте спокійну обстановку, дайте пацієнтові час поставити запитання, поясніть будь-яку незрозумілу інформацію.
2. Страх і тривога :
    - Страх перед невідомим, інвазивним лікуванням, побічними ефектами та прогнозами може переповнювати пацієнтів.
    - **Медсестринське втручання:** активно слухати, заспокоювати пацієнта, надавати детальну інформацію про те, чого очікувати, рекомендувати техніки релаксації або медитації.
3. Гнів і розчарування :
    - Пацієнти можуть відчувати злість через свою ситуацію, задаючись питанням: "Чому я?
    - **Медсестринське втручання:** оцініть почуття пацієнта без осуду, запропонуйте простір для самовираження і, за необхідності, скеруйте пацієнта до психолога або терапевта.
4. Смуток і депресія :
    - Зіткнувшись з діагнозом або проблемами зі здоров'ям, пацієнти можуть відчувати глибокий смуток або навіть клінічну депресію.

Медсестринське втручання: підтримати пацієнта у вираженні своїх почуттів, виявити ознаки клінічної депресії та, за необхідності, порекомендувати консультацію психіатра.

5. Прийняття :
   З часом більшість пацієнтів проходять фазу прийняття, інтегруючи свій стан або діагноз у своє життя.
   Сестринське втручання: продовжуйте надавати інформацію, підтримуйте рішення пацієнта щодо лікування, заохочуйте самостійність.

6. Потреба в інформації :
   Пацієнти часто хочуть розуміти свій стан, варіанти лікування, побічні ефекти та прогноз.
   Медсестринське втручання: надавати чітку інформацію, уникати медичного жаргону, рекомендувати надійні ресурси для отримання додаткової інформації.

7. Занепокоєння щодо конфіденційності :
   В урології багато захворювань і методів лікування можуть впливати на інтимну близькість і сексуальну функцію.
   Медсестринське втручання: м'яко порушити цю тему, надати інформацію про можливу реабілітацію, порекомендувати сексуальних терапевтів, якщо це необхідно.

8. Реакції на образ тіла :
   Хірургічна операція, наприклад, видалення простати або яєчок, може вплинути на сприйняття пацієнтом свого тіла.
   Медсестринське втручання: оцініть почуття пацієнта, запропонуйте ресурси для післяопераційної підтримки, заохочуйте спілкування з партнерами або родичами.

Зрештою, кожен пацієнт унікальний, і дуже важливо розпізнавати та поважати його індивідуальні реакції.

Відкрите спілкування, емпатичне вислуховування та відповідне навчання є ключами до ефективного супроводу пацієнта через виклики, пов'язані з урологічним лікуванням.

Психологічний вплив урологічні патології

Урологічна сфера за своєю природою нерозривно пов'язана з глибоко особистими та приватними аспектами людського існування, такими як сексуальність, дітонародження та основні функції організму. Як наслідок, урологічні патології часто мають значний психологічний вплив на пацієнтів, виходячи далеко за межі суто фізіологічних симптомів.

1. Порушення самооцінки :
   - Урологічні захворювання, такі як нетримання сечі, можуть мати значний вплив на самооцінку. Відчуття "неконтрольованості" основних функцій організму може призвести до почуття сорому або збентеження.
2. Проблеми інтимності та сексуальності:
   - Еректильна дисфункція, імпотенція або біль під час статевого акту можуть призвести до напруження у стосунках, зниження сексуального потягу та відчуття неадекватності або тривоги.
3. Страхи, пов'язані з народжуваністю :
   - Такі захворювання, як рак яєчок, можуть викликати занепокоєння щодо здатності мати дітей у майбутньому. Це може спричинити значний дистрес, особливо у молодих пацієнтів.
4. Тривога і депресія :
   - Діагноз урологічного раку, наприклад, раку передміхурової залози, може призвести до

відчуття тривоги щодо прогнозу, тривалості життя та майбутньої якості життя. У деяких випадках це може призвести до клінічної депресії.
5. Соціальна ізоляція :
   • Симптоми нетримання або необхідність регулярної катетеризації можуть призвести до того, що деякі пацієнти уникатимуть соціальної взаємодії через страх перед інцидентом або через сором.
6. Післяопераційна травма:
   • Після великих операцій деякі пацієнти можуть відчувати симптоми посттравматичного стресу, включаючи спогади про операцію або підвищену тривогу за своє здоров'я.
7. Вплив на гендерну ідентичність :
   • У деяких пацієнтів, особливо тих, хто проходить радикальну операцію, таку як тотальна цистектомія (видалення сечового міхура) з уростомією, можуть виникати глибокі питання щодо їхньої гендерної ідентичності та сприйняття себе як чоловіка або жінки.
8. Вплив на сім'ю та друзів:
   • Люди, які оточують пацієнта, чи то партнери, діти або друзі, також можуть відчувати психологічний стрес. Вони можуть відчувати безсилля, сум або тривогу за майбутнє пацієнта.

Щоб впоратися з цими психологічними проблемами, дуже важливо застосовувати цілісний підхід до лікування пацієнтів з урологічними захворюваннями. Це включає не лише лікування самого захворювання, але й психологічну підтримку, консультування або терапію, щоб допомогти пацієнтам орієнтуватися в часто бурхливих водах емоцій і реакцій, пов'язаних з їхнім станом. Співпраця між урологами, медсестрами, психологами та соціальними працівниками має важливе значення для забезпечення комплексної та ефективної підтримки.

Спілкування з пацієнтом і його сім'ю.

Комунікація є важливою складовою медичної допомоги, особливо в галузі урології, де питання часто стосуються інтимних і чутливих сфер життя пацієнта. Ефективна комунікація може суттєво вплинути на задоволеність пацієнта, його прихильність до лікування та клінічні результати. Ось кілька міркувань і порад щодо оптимізації цієї комунікації.

1. Встановіть довірчі відносини :
   - Почніть з активного слухання. Важливо приділяти пацієнтові повну увагу, визнавати його занепокоєння і підтверджувати його почуття.
   - Забезпечення конфіденційності інформації, якою обмінюються, є фундаментальним елементом у встановленні та підтримці довіри.
2. Роз'яснення медичного жаргону :
   - Урологічні терміни можуть бути складними для непосвячених. Завжди пояснюйте діагнози, процедури та методи лікування простою, зрозумілою мовою.
3. Оцініть розуміння пацієнта:
   - Після надання інформації поставте запитання або попросіть пацієнта повторити, що він зрозумів. Це дозволить вам перевірити, чи правильно ви донесли інформацію до пацієнта.
4. Враховуючи культуру та вірування:
   - Поважайте культурні та релігійні відмінності, які можуть впливати на сприйняття хвороби, лікування та одужання.
5. Залучайте сім'ю та опікунів:
   - Урологічні патології можуть впливати не лише на пацієнта, але й на тих, хто його оточує. Якщо пацієнт згоден, залучіть його родину або осіб, які

здійснюють догляд, до обговорення, щоб забезпечити комплексне лікування.
6. Запропонуйте наочні посібники:
   - Використання схем, анатомічних моделей або брошур може допомогти роз'яснити складні поняття, особливо щодо анатомії та хірургічних процедур.
7. Надавати письмову інформацію :
   - Пацієнти можуть бути перевантажені інформацією. Роздача брошур, інформаційних листів або письмових інструкцій може допомогти їм засвоїти інформацію вдома.
8. Управління емоціями :
   - Страх, тривога, смуток або гнів можуть виникати під час урологічних консультацій. Важливо розпізнати ці емоції, підтвердити їх та запропонувати емоційну підтримку.
9. Заохочуйте запитання :
   - Створіть атмосферу, в якій пацієнт може вільно ставити запитання або висловлювати свої проблеми без осуду.
10. Плануйте подальші дії :
    - Переконайтеся, що пацієнт та його сім'я знають, як і коли зв'язатися з вами, якщо у них виникнуть додаткові запитання або проблеми. Це посилює відчуття безпеки та постійної підтримки.
11. Безперервна освіта :
    - Тренінги з комунікації є важливими для медичних працівників. Участь у тренінгах чи семінарах з комунікації може покращити навички та зміцнити терапевтичні стосунки.

Спілкування лежить в основі медицини, а в такій чутливій галузі, як урологія, - тим більше. Емпатичний, зрозумілий і відкритий підхід може значно покращити досвід пацієнта, позитивно вплинути на терапевтичні результати і зміцнити стосунки між пацієнтом, родиною та медичною командою.

Турбота про власне психічне здоров'я як медсестри

Медсестра - одна з найблагородніших професій, але й одна з найскладніших. Медсестри регулярно стикаються з болем, стражданнями, невідкладними станами та смертями. У сфері урології вони також покликані мати справу з інтимними проблемами, які можуть бути емоційно напруженими для пацієнтів. Ці обов'язки можуть важко позначитися на психічному здоров'ї медичної сестри. Тому дуже важливо, щоб ці медичні працівники дбали про своє психологічне благополуччя.

1. Розпізнавання ознак стресу та вигорання :
   - Втома, дратівливість, смуток, соціальна замкнутість і проблеми зі сном можуть бути індикаторами стресу або вигорання.
2. Встановіть чіткі межі :
   - Хоча бажання допомогти кожному є природним, важливо усвідомлювати власні межі та навчитися говорити "ні", коли це необхідно.
3. Знаходження часу для себе:
   - Регулярно виділяйте час для відпочинку або приємних занять, таких як читання, спорт, медитація або інші хобі.
4. Зверніться за підтримкою :
   - Розмова з колегами, друзями чи родичами може допомогти побачити ситуацію в перспективі. Якщо необхідно, зверніться до фахівця з психічного здоров'я.
5. Вироблення розпорядку дня по догляду за собою:
   - Це може включати здорове харчування, регулярні фізичні вправи, достатній сон і перерви в роботі.

6. Уникайте ізоляції :
   - Поділіться своїм досвідом з іншими медсестрами, візьміть участь у групах підтримки або оздоровчих семінарах для медичних працівників.
7. Безперервна освіта :
   - Семінари та воркшопи з управління стресом, життєстійкості або медитації можуть запропонувати інструменти для покращення психічного здоров'я.
8. Пам'ятайте, чому:
   - Регулярне нагадування собі, чому ви обрали цю професію, допоможе вам відновити зв'язок зі своєю пристрастю і знайти сенс навіть у важкі часи.
9. Створення здорового робочого середовища :
   - Працюйте зі своїми колегами та керівництвом, щоб створити позитивне робоче середовище, яке підтримує добробут співробітників.
10. Я йду:
    - Важливо брати відпустку та вихідні, щоб перезарядити свої батареї, відволікаючись від професійних обов'язків.
11. Уникайте самолікування :
    - У деяких людей може виникнути спокуса вжити алкоголь, ліки або інші речовини, щоб впоратися зі стресом. Ці тимчасові рішення можуть загострити проблеми в довгостроковій перспективі.
12. Зверніться за наглядом або наставництвом:
    - Наявність наставника або керівника, з яким можна обговорити професійні проблеми, може дати цінну інформацію та пораду.

Психічне здоров'я так само важливе, як і фізичне, особливо в такій складній професії, як медсестринство. Виділення часу на догляд за собою, пошук підтримки та запровадження здорового способу життя є важливими кроками у забезпеченні довгої, повноцінної та корисної кар'єри як для медсестер, так і для їхніх пацієнтів.

Розділ 8

ЕТИКА В УРОЛОГІЇ

Поширені етичні дилеми в урології

Урологія, як і інші галузі медицини, часто стикається з етичними проблемами. Ці виклики лежать в основі медицини, переплітаючись з особистими переконаннями, технологічними досягненнями, очікуваннями пацієнтів та медичними настановами. Етичні дилеми є всюдисущими, оскільки сучасна медицина постійно відсуває межі можливого, ставлячи під сумнів те, що насправді є бажаним чи моральним.

Візьмемо, наприклад, питання хірургічного втручання щодо дітей-інтерсексуалів. Історично склалося так, що в ранньому дитинстві проводилися численні процедури, щоб визначити "нормальну" стать для таких дітей. Однак сьогодні ці операції, які часто є незворотними, ставляться під сумнів. Чи етично приймати таке рішення за дитину, часто без негайної медичної необхідності, до того, як вона зможе висловити власне відчуття гендерної ідентичності або дати свою згоду?

Ще одним складним питанням є лікування еректильної дисфункції або нетримання сечі у літніх або тяжкохворих пацієнтів. У суспільстві, яке цінує молодість і життєву енергію, може бути важко зважити переваги поліпшення якості життя проти потенційних ризиків втручання у немічного пацієнта. Чи слід заохочувати такі методи лікування заради психологічного благополуччя пацієнта, чи варто бути обережнішими, беручи до уваги вік і загальний стан пацієнта?

Трансплантація нирки також є джерелом етичних дилем. Хто повинен мати пріоритет у списку очікування? Як збалансувати вік, тяжкість хвороби, спосіб життя та інші фактори при прийнятті етичного рішення? І як слід керувати донорством живої нирки, коли емоційні та родинні проблеми можуть ще більше ускладнити медичні міркування?

Так само поширення генетичних тестів в урології, які дозволяють передбачити ризик раку або інших захворювань, відкриває двері до етичних питань щодо інформації, яка надається, конфіденційності та профілактичних рішень, які можуть послідувати за цим.

І, нарешті, в основі всіх цих дилем лежать стосунки між лікарем і пацієнтом. Як далеко повинен зайти лікар, щоб поважати бажання свого пацієнта, навіть якщо він їх не поділяє? Як балансувати між автономією пацієнта, зобов'язанням не нашкодити і бажанням зробити все правильно?

Урологія, з її унікальним поєднанням медичних проблем і глибоких особистих питань, відкриває вікно в найнагальніші етичні виклики нашого часу. Вона нагадує нам, що в той час, як наука і технології продовжують розвиватися з шаленою швидкістю, наша здатність критично і співчутливо мислити про їхні наслідки є як ніколи важливою.

Конфіденційність та інформованої згоди

У медицині конфіденційність та інформована згода є двома фундаментальними етичними принципами, які забезпечують дотримання та захист прав пацієнтів. Ці принципи відображають не лише юридичні зобов'язання, але й довіру, яку пацієнти покладають на своїх лікарів, довіру, яка має вирішальне значення для ефективних терапевтичних взаємовідносин.

Конфіденційність гарантує, що особиста та медична інформація пацієнта буде передана лише медичним працівникам, які безпосередньо беруть участь у його лікуванні, за винятком випадків, коли пацієнт дає на це згоду або коли цього вимагає закон. Це захищає приватне життя пацієнтів, але це також питання гідності та поваги. В урології, де часто обговорюються інтимні та потенційно сором'язливі питання, конфіденційність є ще більш важливою. Пацієнти повинні знати, що вони можуть говорити відкрито, не боячись, що їхня інформація буде неналежним чином розголошена.

Інформована згода - це процес, за допомогою якого лікар інформує пацієнта про всі доступні варіанти лікування, їх переваги, ризики та наслідки. Це дозволяє пацієнтові прийняти обґрунтоване рішення щодо подальших дій. Лікар повинен переконатися, що пацієнт зрозумів усю цю інформацію і мав можливість поставити запитання. В урології, де хірургічні втручання, медикаментозне лікування та інші процедури можуть мати значні наслідки, отримання інформованої згоди має вирішальне значення. Вона гарантує, що пацієнти повністю залучені до свого лікування, що може позитивно вплинути на прихильність до лікування та клінічні результати.
Важливість цих двох принципів посилюється їхнім взаємозв'язком. Без дотримання конфіденційності пацієнт може не захотіти ділитися важливою інформацією, тим самим ставлячи під загрозу власну безпеку і процес отримання інформованої згоди. А без інформованої згоди пацієнт може відчувати себе зрадженим, оскільки втручання було проведено без його повного розуміння або згоди.

Поважаючи конфіденційність та інформовану згоду, медичні працівники, зокрема урологи, не лише виконують свої етичні та юридичні зобов'язання, але й зміцнюють священний зв'язок довіри, який пов'язує їх зі своїми пацієнтами. Саме в такому дусі взаємоповаги та співпраці медицина досягає свого найвищого потенціалу, пропонуючи турботливу та ефективну допомогу.

Кінець життя та прийняття рішень в урології

Кінець життя - делікатний та емоційний час для всіх людей, їхніх родин та опікунів. В урології кінець життя часто пов'язаний із запущеними патологіями, такими як рак сечового міхура, нирок або передміхурової залози, але також може бути пов'язаний з іншими хронічними і складними урологічними захворюваннями. Прийняття рішень у цей період має особливе значення, оскільки повинно забезпечити пацієнтоорієнтований підхід, який зберігає гідність і комфорт пацієнта.

Перший виклик, з яким стикаються урологи та їхні команди, - це визначити правильний момент, коли потрібно перевести дискусію в бік паліативної, а не лікувальної допомоги. Це вимагає ретельної оцінки не тільки захворювання і прогнозу, але й побажань і цінностей пацієнта. Відкрите і чесне спілкування має важливе значення. Пацієнти повинні бути поінформовані про можливий перебіг їхньої хвороби, доступні методи лікування, їхні переваги та недоліки.

Однак прийняття рішень не обмежується лише вибором лікування. Воно також включає міркування про якість життя, вподобання пацієнта щодо місця догляду (наприклад, вдома чи в хоспісі) та обговорення попередніх вказівок або розпоряджень про відмову від реанімації. Для багатьох знеболення і комфорт мають перевагу над агресивними медичними втручаннями.

Іншим важливим аспектом є емоційна та психологічна підтримка. Пацієнти можуть відчувати цілу низку емоцій, від страху і гніву до депресії і прийняття. Їм може знадобитися допомога, щоб вирішити невирішені питання, висловити свої побажання на останні дні життя або розповісти про свої страхи перед смертю і її наслідками. Сім'ї, тим часом, можуть потребувати підтримки, щоб впоратися з неминучою втратою і зрозуміти медичні рішення.

Урологічні бригади також відповідають за співпрацю з іншими спеціалістами, такими як онкологи, анестезіологи, психологи або бригади паліативної допомоги, щоб забезпечити комплексний і цілісний догляд за пацієнтами наприкінці їхнього життя.

Прийняття урологічних рішень наприкінці життя - це складний, багатовимірний і глибоко людський процес. Він вимагає співчуття, вміння, комунікації і, перш за все, поваги до бажання пацієнта прожити свої останні хвилини з гідністю і комфортом. Урологи відіграють центральну роль у цьому процесі, виступаючи в ролі лікарів, порадників і захисників своїх пацієнтів.

Розділ 9

МІЖПРОФЕСІЙНІ НАВИЧКИ

Робота з урологами: Потреба в синергії

Медичний світ - це місце постійної взаємодії, де кожен фахівець робить свій внесок у благополуччя пацієнта. В урологічному відділенні ця співпраця набуває форми особливих стосунків між медсестрою та лікарем-урологом. Разом вони утворюють команду, синергія якої є важливою для оптимального догляду за пацієнтом.

Урологи мають глибоку експертизу в патологіях сечовивідних та статевих шляхів. Вони ставлять діагнози, приймають рішення про хірургічне втручання та визначають методи лікування. Однак ці медичні знання, хоч і мають вирішальне значення, не можуть бути повністю ефективними без присутності медичної **сестри**.

Медична сестра в **урології - це сполучна** ланка між пацієнтом і лікарем-урологом. Вони є першою лінією спостереження для виявлення ознак ускладнень, змін у стані пацієнта або побічних ефектів лікування. Завдяки щоденному контакту з пацієнтом вони часто мають найкращі можливості оцінити загальний стан пацієнта, як фізичний, так і емоційний.

Співпраця між урологом і медсестрою не обмежується лише обміном клінічною інформацією. Разом вони обговорюють найкращі стратегії лікування, діляться своїми спостереженнями та відповідно коригують лікування. Медсестра також привносить унікальний погляд на досвід пацієнта, його проблеми, страхи і надії - інформацію, яка має важливе значення для цілісного лікування.

Тісна співпраця також сприяє **взаємному безперервному навчанню**. Медична сестра може скористатися медичними знаннями уролога для вдосконалення своїх навичок, а уролог може навчитися конкретним технікам догляду або керувати реакціями пацієнта на основі досвіду медсестри.

Але ця синергія виходить за рамки простих бінарних відносин між урологом і медсестрою. Вона поширюється на всю команду: помічників медсестер, фізіотерапевтів, психологів, анестезіологів тощо. Кожен член команди вносить свій внесок, і саме в цьому об'єднанні навичок полягає справжня сила урологічного відділення.

Робота з урологами - це не просто функціональна необхідність; це альянс, співпраця, в якій кожен учасник, завдяки своїм ноу-хау та досвіду, робить свій внесок у забезпечення найкращого догляду за пацієнтом. У цьому складному і вимогливому танці, яким є медицина, синергія між медсестрою та урологом є гармонійним кроком до досконалості.

Працюємо разом з іншими медичними спеціальностями

Хоча урологія є окремою і глибокою спеціальністю, вона не існує у вакуумі. Через взаємопов'язану природу людського організму, урологічні патології можуть впливати на інші системи та органи, а також піддаватися впливу з боку інших органів. Таким чином, ефективне ведення урологічного пацієнта часто вимагає тісної співпраці з іншими медичними фахівцями.

1. Нефрологія: ця спеціальність фокусується на нирках, які відіграють головну роль у сечовидільній системі. Нефрологи лікують захворювання нирок, які можуть призвести до урологічних ускладнень. Тому взаємодія між урологами та нефрологами має важливе значення для загального лікування захворювань нирок.

2. Онкологія: оскільки багато видів раку можуть вражати урологічну систему (простату, сечовий міхур, нирки тощо), уролог тісно співпрацює з онкологом, щоб розробити і впровадити план лікування, адаптований для кожного пацієнта.

3. Радіологія: діагностуючи або контролюючи урологічну патологію, уролог часто покладається на досвід радіолога. Методи візуалізації, такі як УЗД, КТ або МРТ, є безцінними інструментами для візуалізації внутрішніх структур та оцінки характеру і ступеня патології.

4. Гінекологія: урологічні проблеми часто можуть впливати на репродуктивне здоров'я і навпаки. Такі стани, як нориці або пролапс, потребують спільного лікування уролога та гінеколога.

5. Ендокринологія: У таких випадках, як еректильна дисфункція, де причиною може бути гормональний дисбаланс, уролог може проконсультуватися з ендокринологом для отримання більш повної картини.

6. Анестезіологія: Перед будь-якою операцією необхідний передопераційний огляд анестезіолога. Така співпраця гарантує безпеку пацієнта під час операції.

7. Психологія/психіатрія: урологічні захворювання, особливо ті, що впливають на якість життя, можуть також впливати на психічне здоров'я пацієнта. Робота з психологом або психіатром може допомогти впоратися з емоційними або психологічними аспектами урологічних захворювань.

Коротше кажучи, хоча урологія є самостійною медичною спеціальністю, вона не може функціонувати ізольовано. Складність патологій та методів лікування вимагає мультидисциплінарного підходу. Така співпраця між різними спеціальностями гарантує, що пацієнти отримують комплексну допомогу, де кожен аспект їхнього здоров'я розглядається і лікується з максимальною увагою.

Ефективна комунікація з технічним персоналом, молодшим медичним персоналом та асистентами лікарів

Комунікація є одним із фундаментальних стовпів успішного надання медичної допомоги. В урологічному відділенні, де кожен пацієнт є унікальним випадком зі специфічними потребами, чітка та ефективна комунікація є надзвичайно важливою. Медична сестра, перебуваючи на перехресті багатьох обмінів, повинна взаємодіяти з різними медичними працівниками, щоб гарантувати найкращий можливий догляд.

1. З медичними техніками візуалізації :
   - **Чітко визначте мету обстеження**: що ми намагаємося візуалізувати або виключити?
   - **Передайте всю необхідну інформацію**: Поінформуйте про історію хвороби пацієнта, будь-які алергії або особливості, які слід врахувати під час обстеження.
   - **Отримання та інтерпретація результатів**: Після завершення обстеження отримайте детальне пояснення результатів для включення їх у справу пацієнта.
2. З помічниками по догляду :
   - **З'ясуйте потреби пацієнта**: деякі пацієнти можуть мати особливі потреби з точки зору гігієни або мобільності.
   - **Ділитися спостереженнями**: Помічник по догляду часто першим помічає зміни в стані

здоров'я або поведінці пацієнта. Регулярний обмін спостереженнями є дуже важливим.
- **Визначення розпорядку дня**: інформування про звички та вподобання пацієнта полегшує щоденне керування ними.

3. З медичними асистентами:
- **Координація зустрічей**: Забезпечення того, що пацієнт отримає потрібну допомогу в потрібний час.
- **Передача відповідної медичної інформації**: Історія хвороби, алергії, поточні ліки та рекомендації лікаря повинні бути чітко передані.
- **Оптимізація логістики**: медичні асистенти відіграють вирішальну роль у веденні документації, закупівлі матеріалів та координації медичної допомоги.

Загальні поради для ефективної комунікації:
- **Активне слухання**: Виділення часу на слухання дає цінну інформацію та будує довіру.
- **Використовуйте зрозумілу мову**: уникайте медичного жаргону, коли це не потрібно.
- **Організуйте регулярні зустрічі**: регулярні зустрічі гарантують, що всі будуть на одній хвилі.
- **Використовуйте сучасні засоби комунікації**: комп'ютеризовані системи, спеціальні додатки або навіть миттєві повідомлення можуть полегшити обмін інформацією.
- **Надання та отримання зворотного зв'язку**: комунікація має бути двосторонньою. Важливо заохочувати членів команди ділитися своїми спостереженнями та надавати зворотний зв'язок.

Медичні сестри відіграють важливу роль в основі цієї динаміки. Забезпечуючи безперервну комунікацію з різними медичними працівниками, вони допомагають оптимізувати догляд за пацієнтами, зміцнюють згуртованість команди та гарантують безпеку і благополуччя пацієнтів на кожному етапі їхнього лікування.

Розділ 10

ДИТЯЧА УРОЛОГІЯ

Анатомічні відмінності і фізіологія у дітей

Урологічна система дитини помітно відрізняється від дорослої не тільки анатомічно, але й фізіологічно. Ці відмінності мають прямий вплив на клінічний менеджмент в дитячій урології.

1. Анатомія сечовидільної системи у дітей:
   - **Розмір і розташування нирок:** нирки новонародженого або дитини відносно більші пропорційно до розміру тіла, ніж у дорослої людини. Вони також знаходяться в нижньому положенні і переміщуються вгору в міру того, як дитина росте.
   - **Форма нирок:** У плодів і новонароджених нирки мають часточкову форму, яка поступово зменшується і стає гладкою приблизно у віці 5-6 років.
   - **Сечоводи:** сечоводи у дітей пропорційно коротші, що може збільшити ризик міхурово-сечовідного рефлюксу - стану, при якому сеча затікає з сечового міхура в нирки.
   - **Сечовий міхур:** сечовий міхур дитини знаходиться вище в животі, ніж у дорослого, і з віком він поступово опускається вниз. Він також має меншу місткість.
2. Фізіологія нирок та сечовивідних шляхів у дітей:
   - **Клубочкова фільтрація:** функція нирок, що вимірюється швидкістю клубочкової фільтрації (ШКФ), знижена у новонароджених. Вона досягає дорослих значень приблизно у віці від 1 до 2 років.
   - **Концентрація сечі:** нирки новонароджених мають обмежену здатність концентрувати сечу. З віком ця здатність покращується, що дозволяє краще регулювати водний баланс.

- **Електролітний баланс:** нирки дітей менш ефективно регулюють рівень електролітів, що робить їх більш чутливими до електролітного дисбалансу.
- **Контроль сечового міхура:** з віком нетримання сечі змінюється. Маленькі діти не мають повного контролю над сечовипусканням, яке зазвичай розвивається у віці від 2 до 4 років.

3. Клінічні наслідки:
   - **Інфекції сечовивідних шляхів:** анатомічні та фізіологічні особливості дітей можуть зробити їх більш сприйнятливими до інфекцій сечовивідних шляхів.
   - **Вроджені аномалії:** певні урологічні проблеми, такі як задні клапани уретри або аномалії нирок, є специфічними для дитячої популяції.
   - **Лікування:** Урологічні препарати та процедури повинні бути адаптовані до дитячої анатомії та фізіології, з особливою увагою до дозування та хірургічної техніки.

Урологічне лікування дітей вимагає глибокого знання цих відмінностей, щоб забезпечити точну діагностику, відповідне лікування та оптимальне одужання. Воно також вимагає особливого підходу, враховуючи емоційні та психологічні аспекти, пов'язані з цією групою населення.

Поширені урологічні патології у дітей

Дитяча урологія - це специфічна галузь, яка займається урологічними розладами у дітей. Урологічні патології, поширені у дітей, іноді відрізняються від тих, що спостерігаються у дорослих, як за своєю природою, так і за способом лікування. Нижче наведено огляд цих станів:

1. Інфекції сечовивідних шляхів (ІСШ) :
   - Це поширені інфекції у дітей, особливо у дівчаток.
   - Симптоми можуть бути різними: лихоманка, дратівливість, біль у животі, часте сечовипускання.
   - Особлива увага приділяється виявленню міхурово-сечовідного рефлюксу - стану, коли сеча затікає з сечового міхура в нирки, що може спричинити рецидиви ІСШ.
2. Міхурово-сечовідний рефлюкс (МСР):
   - Це аномальне повернення сечі з сечового міхура в сечоводи і, зрештою, в нирки.
   - Це може спричинити повторні інфекції та пошкодити нирки.
   - Лікування може бути медикаментозним або хірургічним, залежно від тяжкості стану.
3. Гіпоспадія:
   - Вроджений стан, при якому отвір сечовипускального каналу розташований на нижній стороні статевого члена, а не на його кінчику.
   - Часто потрібне хірургічне втручання для зміни положення отвору сечовипускального каналу.
4. Крипторхізм (неопущення яєчка) :
   - Коли одне або обидва яєчка не опускаються в мошонку до народження.
   - Його можна вилікувати хірургічним шляхом, зазвичай у віці до 2 років.
5. Клапани заднього відділу уретри:
   - Вроджена аномалія, при якій клапани в уретрі перешкоджають нормальному відтоку сечі, що призводить до розширення сечовивідних шляхів.
   - Якщо не лікувати, може призвести до пошкодження нирок.
   - Хірургічне втручання - це звичайний метод лікування.

6. Синдром пієлоуретерального з'єднання :
   - Обструкція в місці з'єднання нирки з сечоводом, що призводить до розширення ниркової миски.
   - Може спричинити біль, інфекцію та пошкодження нирок.
   - Лікування часто хірургічне.
7. Нічний енурез :
   - Мимовільне виділення сечі під час сну, поширене у дітей, особливо у віці до 7 років.
   - Є кілька можливих причин: затримка дозрівання сечового міхура, підвищене виділення сечі вночі, глибокий сон.
   - Лікування включає зміну поведінки, медикаментозне лікування та іноді сигналізацію про нетримання сечі.
8. Пахова грижа та водянка:
   - Пахова грижа виникає, коли частина кишківника потрапляє в паховий канал.
   - Гідроцеле - це скупчення рідини навколо яєчка.
   - В обох випадках може знадобитися хірургічне втручання.
9. Пухлини нирок:
   - Хоча і рідко, але пухлини нирок, такі як нефробластома або пухлина Вільмса, можуть виникати у дітей.
   - Лікування залежить від розміру, локалізації та типу пухлини.

Ці патології, серед іншого, потребують специфічного лікування. Раннє виявлення та відповідне втручання мають важливе значення для забезпечення найкращого результату для дитини.

Емоційна допомога та психологічні аспекти молодого пацієнта

Коли дитина стикається з медичними проблемами, особливо з урологічними патологіями, вплив часто виходить за межі фізичного. Емоційні та психологічні наслідки є глибокими, як для дитини, так і для її родини. Цілісна допомога повинна включати ці аспекти, щоб запропонувати пацієнтові всебічну підтримку.

1. Розуміння страху і тривоги :
   - **Розпізнавання:** Діти можуть не виражати свою тривогу чітко. Дуже важливо бути уважними до ледь помітних ознак, таких як збудження, порушення сну або зміни в поведінці.
   - **Інформація:** Пояснення медичних процедур у відповідний до віку спосіб може зменшити страх перед невідомим. Використовуйте прості терміни, іграшки або малюнки, щоб допомогти пояснити.
2. Заохочення та позитивне підкріплення:
   - Діти добре реагують на заохочення. Нагадування про їхню сміливість або винагорода після складної процедури може допомогти підвищити їхню впевненість у собі.
3. Підтримка сім'ї:
   - Активно залучайте сім'ю до догляду, оскільки вони відіграють фундаментальну роль в емоційній підтримці дитини.
   - Надайте батькам інформацію та ресурси, які допоможуть їм зрозуміти ситуацію та впоратися з нею.
4. Зона, дружня до дітей:
   - Лікарняне середовище може лякати. Барвистий, веселий, дружній до дітей простір може допомогти зменшити стрес.

5. Інтеграція відволікання :
- Використання відволікаючих факторів, таких як книги, ігри, музика або відео, може бути ефективним способом зменшення тривожності до або під час медичних процедур.

6. Доступ до психолога або спеціаліста-терапевта:
- У більш складних або затяжних ситуаціях може виявитися корисним втручання фахівця, який пройшов підготовку з психологічної допомоги дітям.

7. Групи підтримки :
- Приєднуйтесь до груп підтримки, де діти та їхні сім'ї можуть поділитися своїм досвідом та емоціями з іншими в подібних ситуаціях.

8. Спостереження після лікування:
- Після завершення лікування слід продовжити спостереження, щоб виявити та усунути будь-які психологічні наслідки, такі як посттравматичний стрес.

9. Освіта та автономія :
- Заохочуйте старших дітей брати активну участь у власному догляді, інформуючи та навчаючи їх. Це може зміцнити їхнє почуття автономії та підвищити самооцінку.

Емоційна та психологічна допомога маленькому пацієнту - це не опція, а необхідність. Вона відіграє вирішальну роль в одужанні дитини та її здатності протистояти майбутнім викликам.

Робота з батьками або опікунами

У медичній подорожі дитини батьки або опікуни - це набагато більше, ніж просто глядачі. Вони є першими захисниками, головними опікунами, а часто й перекладачами болю та страждань своєї дитини. Їхня роль настільки важлива, що будь-яке медичне втручання не може бути повністю ефективним без їхньої активної участі та співпраці.

На ранніх стадіях встановлення діагнозу важливо встановити довірливі стосунки з батьками. Зіткнувшись з невідомістю медичної ситуації, батьки можуть відчувати страх, тривогу або провину. Важливими кроками у побудові такої довіри є чуйне вислуховування їхніх побоювань, запевнення в якості лікування, яке отримає їхня дитина, та надання чіткої, зрозумілої інформації.

Батьки часто є очима та вухами лікарів і медсестер, коли йдеться про симптоми, звички та реакції їхньої дитини. Тому життєво важливо заохочувати відкрите спілкування, де вони почуваються комфортно, ділячись кожною, навіть найменшою, деталлю. Саме ця інформація іноді може допомогти уточнити діагноз, скоригувати лікування або передбачити реакцію.

Протягом усього лікування важлива постійна співпраця з батьками. Активне залучення їх до процесу лікування, чи то навчання певним технікам догляду в домашніх умовах, чи інформування про ліки та їхні побічні ефекти, може не лише підвищити ефективність лікування, але й зробити їх більш самостійними та впевненими у догляді за своєю дитиною.

Співпраця не закінчується в лікарні чи на прийомі у лікаря. Подальші зустрічі, реабілітація та будь-які психологічні наслідки можуть тривати ще довго після цього. Забезпечення плавного переходу додому, з відповідними ресурсами та постійною підтримкою, гарантує, що дитина і сім'я будуть підготовлені до майбутніх викликів.

Нарешті, важливо визнавати і цінувати роль батьків як повноправних партнерів у процесі догляду за дитиною. Їх безумовна любов, підтримка і відданість своїй дитині можуть реально вплинути на одужання. Тісна співпраця з ними не тільки забезпечує кращий медичний догляд за дитиною, але й зміцнює структуру підтримки навколо неї, що так само життєво важливо для її загального благополуччя.

100

Розділ 11

УРОЛОГІЯ У ЖІНОК

Специфічні анатомічні особливості і фізіологічні

Урологія - це складна та обширна медична дисципліна, присвячена вивченню, діагностиці та лікуванню станів, що впливають на сечовивідні шляхи. Хоча основні органи, задіяні в сечовивідних шляхах, залишаються незмінними для всіх, існують значні відмінності в їхній структурі та функціях у людей різного віку, статі, а іноді навіть індивідуальних особливостей. Саме розуміючи ці нюанси, медичні працівники можуть запропонувати відповідну та ефективну допомогу кожному пацієнту.

1. Гендерні відмінності :
Чоловіки:
- Простата, залоза, характерна для чоловіків, відіграє центральну роль в урології. Вона виробляє рідину, яка живить і захищає сперматозоїди.
- Чоловічий сечовипускальний канал довший і проходить через передміхурову залозу, що робить чоловіків менш сприйнятливими до інфекцій сечовивідних шляхів, але потенційно більш схильними до ризику захворювань простати.

Жінки:
- У жінок є структури під назвою яєчники та маткові труби, які не беруть безпосередньої участі у виведенні сечі, але розташовані близько до сечовивідних шляхів.
- Жіночий сечовипускальний канал коротший, що може зробити жінок більш вразливими до інфекцій сечовивідних шляхів.

2. Від дитинства до дорослого життя:
Діти:
- Нирки новонароджених дітей відносно більші за розмір тіла і дозрівають протягом перших кількох років життя.
- Функції нирок немовлят все ще розвиваються, що впливає на концентрацію та об'єм сечі.

Дорослі:
- У дорослому віці нирки досягають своєї повної функціональної спроможності, але ця спроможність може почати знижуватися в сорок років, або навіть раніше у разі супутніх захворювань.

3. Індивідуальна мінливість:
- Хоча основні органи сечовидільної системи універсальні, їх розмір, форма і положення можуть відрізнятися у різних людей.
- Деякі люди можуть мати вроджені аномалії, такі як зрощені нирки або тазова нирка.

4. Фізіологія:
- Фільтраційна здатність нирок, їхня здатність концентрувати або розбавляти сечу, а також секреція регуляторних гормонів, таких як ренін та еритропоетин, змінюються залежно від віку, стану здоров'я та інших факторів.

Анатомія та фізіологія сечовивідних шляхів не є статичними. Вони мають свої особливості та нюанси, які потребують особливої уваги в урології. Беручи до уваги ці особливості, можна адаптувати втручання, лікування та догляд, щоб найкраще задовольнити потреби кожного пацієнта.

Менеджмент рецидивуючі інфекції сечовивідних шляхів

Інфекції сечовивідних шляхів, або цистит, часто вражають широкі верстви населення, особливо жінок. Коли вони повторюються, так звані рецидивуючі інфекції сечовивідних шляхів, вони можуть стати джерелом стресу, дискомфорту та тривоги для пацієнта. Належне лікування цих інфекцій вимагає комплексного підходу, від профілактики до відповідного лікування.

1. Розуміння причин:
Перш ніж ефективно лікувати рецидивуючі інфекції сечовивідних шляхів, важливо визначити їхню причину. До поширених факторів належать
- Анатомічні аномалії сечовивідних шляхів.
- Затримка сечі.
- Часті статеві контакти або певні методи контрацепції.
- Гормональні зміни, особливо після менопаузи у жінок.
- Часте використання катетерів.
- Ослаблення імунної системи.

2. Профілактика та звички способу життя:
Кілька заходів можуть допомогти знизити ризик інфекцій сечовивідних шляхів:
- Пийте достатньо води, щоб очистити сечовидільну систему.
- Регулярно мочіться і не затримуйте сечу.
- Сечовипускання до і після статевого акту.
- Підтримуйте належну інтимну гігієну, уникаючи подразнюючих засобів.
- У жінок в постменопаузі обговоріть з лікарем потенційну користь місцевих естрогенів.

3. Терапевтичні підходи:
- **Антибіотикотерапія:** зазвичай призначається як лікування першої лінії. У рецидивуючих випадках можна розглянути можливість довготривалого профілактичного лікування.
- **Альтернативні методи лікування:** для відновлення мікрофлори піхви можуть бути рекомендовані пробіотики, такі як лактобактерії. Для запобігання рецидивам також запропоновано певні добавки на основі журавлини, хоча дослідження щодо їхньої ефективності є неоднозначними.

4. Регулярний моніторинг та оцінка:
Пацієнти з рецидивуючими інфекціями сечовивідних шляхів повинні регулярно спостерігатися. Аналіз сечі або навіть посів сечі може знадобитися для визначення ефективності поточного лікування та відповідного коригування плану лікування.

5. Підвищення обізнаності та освіта:
Життєво важливим є інформування пацієнтів про симптоми, на які слід звертати увагу, та про важливість швидкого звернення по допомогу в разі рецидиву. Чим раніше почати лікування інфекції, тим більша ймовірність того, що вона пройде без ускладнень.

Лікування рецидивуючих інфекцій сечовивідних шляхів є складним завданням як для медичних працівників, так і для пацієнтів. Однак за допомогою комплексного підходу, що включає профілактику, відповідне лікування та регулярний моніторинг, можна досягти значного полегшення та покращити якість життя людей, які страждають на цю недугу.

Нетримання сечі та його лікування у жінок

Нетримання сечі у жінок є делікатною проблемою, з якою стикається значна частина жіночого населення в різні періоди життя. Незважаючи на свою поширеність, цей стан часто недостатньо діагностується через сором і стигму, пов'язані з ним. Дуже важливо розуміти різні форми нетримання сечі та доступні варіанти лікування, щоб допомогти цим жінкам відновити якість життя.

1. Розуміння нетримання сечі:
Нетримання сечі визначається як мимовільна втрата сечі. Існує два основних типи нетримання сечі:
- **Стресове нетримання сечі (СНС)**: виникає при підвищенні внутрішньочеревного тиску, наприклад, при чханні, сміху або фізичних навантаженнях.
- **Нетримання сечі при імперативних позивах:** характеризується раптовим, неконтрольованим позивом до сечовипускання.
- **Змішане нетримання**: поєднує в собі симптоми двох попередніх типів.

2. Фактори ризику:
Ряд факторів може підвищити ризик нетримання сечі у жінок:
- Вагітність і пологи.
- Менопауза та зниження рівня естрогену.
- Тазова хірургія.
- Ожиріння.
- Неврологічні розлади.
- Літній вік.

3. Діагностика нетримання сечі:
Діагноз ставиться переважно клінічно. Для повної оцінки може знадобитися детальний анамнез, клінічне обстеження, уродинамічні тести та іноді цистоскопія.

4. Варіанти лікування:
- **Реабілітація промежини та фізіотерапія:** вправи Кегеля, наприклад, зміцнюють м'язи тазового дна, тим самим зменшуючи симптоми ГСО.
- Медикаментозне лікування: деякі ліки, такі як антихолінергічні засоби або бета-3 агоністи, можуть бути ефективними, особливо при СІН.
- **Медичні пристрої:** наприклад, песарії можна вводити в піхву для підтримки сечового міхура і зменшення витоку.
- **Хірургічні втручання:** Хірургічні варіанти включають субуретральне тейпування, нейромодуляцію крижового кореня або кольпосуспензію.
- **Поведінкові стратегії:** модифікація споживання рідини, "тренування сечового міхура" або навчання техніці відкладеного сечовипускання можуть допомогти впоратися з ІІН.

5. Щоденне управління:
- Використання спеціального абсорбуючого захисту.
- Планування відвідування туалету.
- Уникайте напоїв, які подразнюють сечовий міхур, таких як кофеїн та алкоголь.

Нетримання сечі у жінок не є неминучим. Існує багато варіантів лікування, які допоможуть жінкам повернутися до нормального життя і знову відчути себе впевнено. Відкрите спілкування з медичними працівниками та пошук відповідної інформації мають важливе значення для прийняття обґрунтованих рішень, адаптованих до кожної конкретної ситуації.

Розділ 12

ЛІКУВАННЯ НЕВІДКЛАДНИХ СТАНІВ В УРОЛОГІЇ

Поширені надзвичайні ситуації в урології

Урологія, як і інші медичні спеціальності, має свою частку невідкладних станів. Ці епізоди вимагають швидкого втручання, щоб уникнути серйозних або навіть смертельних ускладнень. Розуміння та розпізнавання цих невідкладних станів дає змогу ефективно та своєчасно надавати допомогу, оптимізуючи шанси на одужання.

1. Гостра затримка сечі:
Це раптова нездатність до сечовипускання, що супроводжується дискомфортом або болем у животі. Причиною може бути обструкція простати, утворення тромбів, прийом ліків або інші патології.
2. Травма нирок:
Травми нирок можуть статися внаслідок дорожньо-транспортних пригод, падінь або інших прямих травм. Вони можуть спричинити внутрішню кровотечу, пошкодження нирок або розрив сечовивідних шляхів.
3. Ниркові коліки:
Викликані міграцією каменів у нирках, вони призводять до інтенсивного болю в животі, часто супроводжуються такими симптомами, як нудота, блювота і гематурія (кров у сечі).
4. Перекрут яєчка:
Це стан, коли яєчко втягується в себе, перекриваючи кровотік. Якщо не надати швидку допомогу, цей стан може призвести до некрозу та втрати яєчка.
5. Важкі інфекції:
Гострий пієлонефрит (інфекція нирок) або орхоепідидиміт (інфекція яєчка або придатка яєчка) може проявлятися високою температурою, болем та ознаками інфекції сечовивідних шляхів. Якщо їх не лікувати, ці інфекції можуть поширюватися і стати септичними.

6. Масивна гематурія:
Велика кількість крові в сечі, часто через пухлини, травми або інфекції, може призвести до обструкції сечовивідних шляхів.
7. Травматичний розрив сечового міхура:
Після травми сечовий міхур може розірватися, внаслідок чого сеча витікає в черевну або очеревинну порожнину.
8. Приапізм:
Тривала, болісна ерекція, не пов'язана з сексуальною стимуляцією, часто спричинена певними станами, такими як серповидноклітинна анемія, прийом певних ліків або проблеми з венами. Пріапізм вимагає швидкого втручання, щоб запобігти незворотнім ушкодженням.
9. Непрохідність сечовивідних шляхів:
Пухлини, камені або інші патології можуть блокувати відтік сечі, що призводить до гострої ниркової недостатності або інших ускладнень.

Невідкладні урологічні стани є різноманітними і можуть виникати в різних умовах. Глибоке розуміння цих ситуацій у поєднанні з відповідною підготовкою та тісною співпрацею з урологами дозволить медичним працівникам надати найкращу можливу допомогу та уникнути важких ускладнень. Реактивність і швидке втручання часто є ключем до ефективного управління цими невідкладними ситуаціями.

Швидка оцінка та прийняття рішень

У медичній сфері, зокрема в урології, швидка оцінка та прийняття рішень може буквально врятувати життя або запобігти незворотній шкоді. Надзвичайні ситуації вимагають спеціальних навичок, щоб швидко розпізнати проблему, оцінити її серйозність і прийняти рішення про найкращий спосіб дій.

1. Важливість першого враження:
Як тільки пацієнт прибуває в лікарню, його загальний вигляд, хода, рівень болю або занепокоєння можуть дати цінні підказки щодо серйозності його стану.

2. Швидке створення історії:
Знання того, чи були у пацієнта в анамнезі урологічні захворювання, операції або прийом ліків, може допомогти швидко визначити причину невідкладного стану.

3. Цільовий медичний огляд:
Залежно від стану пацієнта, важливу інформацію може надати цілеспрямоване обстеження, наприклад, пальпація живота, огляд статевих органів або огляд попереково ділянки.

4. Розумне використання експрес-діагностики:
Такі дослідження, як аналіз сечі, ультразвукове дослідження або комп'ютерна томографія (КТ), можуть швидко надати важливу інформацію про такі стани, як перекрут яєчка, ниркові коліки або розрив сечового міхура.

5. Спілкування з іншими медичними працівниками:
Коли виникають сумніви, швидка консультація з урологом або іншим спеціалістом може бути безцінною. Швидке обговорення може привести до правильного рішення.

6. Знання протоколів дій в надзвичайних ситуаціях:
У кожному закладі є протоколи дій у надзвичайних ситуаціях. Знання їх напам'ять гарантує швидке та адекватне реагування.

7. Оцінка ризиків:
Іноді найшвидше рішення не є найкращим. Зважування потенційних ризиків втручання та його переваг має **вирішальне значення.**

8. З урахуванням комфорту та побажань пацієнта:
Навіть в ургентних ситуаціях при прийнятті рішень важливо враховувати комфорт, побажання і побоювання пацієнта.

9. Огляд після втручання:
Після кожної надзвичайної ситуації, приділяючи час аналізу ситуації, розмірковуючи над тим, що пройшло добре, а що можна було б зробити по-іншому, допомагає нам вдосконалюватися для майбутніх ситуацій.

Швидка оцінка та прийняття рішень в урології є важливими навичками, які відточуються з досвідом, постійним навчанням та тісною співпрацею з іншими медичними працівниками. Невідкладні стани в урології за своєю природою вимагають постійного реагування і ретельності, щоб запропонувати найкращу можливу допомогу пацієнтам, які перебувають у скруті.

Працюємо разом з аварійними бригадами

Урологія, як і інші медичні дисципліни, може потребувати невідкладних втручань. У ці критичні моменти співпраця між медсестрами та бригадами невідкладної допомоги має важливе значення для забезпечення швидкого, ефективного та безпечного догляду за пацієнтами. Це складний медичний балет, в якому кожен гравець відіграє вирішальну роль.

1. Взаємне визнання навичок:
Бригади швидкої допомоги мають спеціальну підготовку для швидкого реагування на непередбачувані та серйозні ситуації. Зі свого боку, урологічні медсестри мають глибокі знання в галузі

урологічних патологій. Визнання та повага до навичок один одного сприяє гармонійній співпраці.

2. Чітке та лаконічне спілкування:
У надзвичайних ситуаціях час дорогоцінний. Передача важливої інформації чітко і швидко дозволяє уникнути помилок і затримок.

3. Заздалегідь встановлені протоколи:
Необхідно розробити та регулярно переглядати протоколи дій у невідкладних урологічних станах. Ці посібники пропонують чітку процедуру, зменшуючи невизначеність і пришвидшуючи прийняття рішень.

4. Симуляції та спільні тренінги:
Проведення симуляцій урологічних невідкладних станів з бригадами швидкої допомоги дозволяє тестувати і вдосконалювати протоколи, зміцнюючи при цьому співпрацю.

5. Визначені контактні особи:
Призначення в кожній команді людей, відповідальних за комунікацію, полегшує обмін інформацією та зменшує кількість непорозумінь.

6. Зворотній зв'язок після втручання:
Після реагування на надзвичайну ситуацію дебрифінг з усіма залученими сторонами може допомогти визначити успіхи та сфери, які потребують вдосконалення.

7. Розуміння обладнання:
Ознайомлення з обладнанням, яке використовує кожна команда (чи то урологічні інструменти, чи то обладнання для надання невідкладної допомоги), полегшує співпрацю в екстрених ситуаціях.

8. Повага до ролей та обов'язків:
Кожен член команди, чи то урологічна медсестра, лікар невідкладної допомоги або медичний технік, виконує певну роль. Розуміння і повага до цих ролей гарантує безперебійне проведення операцій.

9. Емоційна та психологічна підтримка:
Надзвичайні ситуації - це стрес. Надання взаємної емоційної та психологічної підтримки зміцнює зв'язки між командами та підвищує професійну стійкість.

Співпраця між медсестрами в урології та бригадами невідкладної допомоги має важливе значення для забезпечення безпеки і благополуччя пацієнтів. Ця співпраця, заснована на взаємній повазі, ефективній комунікації та спільному навчанні, може означати різницю між життям і смертю в урологічному невідкладному стані.

Розділ 13

УРОЛОГІЧНІ ДОСЛІДЖЕННЯ

Важливість досліджень клінічні та фундаментальні

Урологія, як і всі медичні дисципліни, постійно розвивається завдяки науковим дослідженням. Незалежно від того, чи йдеться про поглиблення нашого розуміння механізмів, що лежать в основі патологій, чи про розробку нових терапевтичних підходів, дослідження є центральним стовпом медичного прогресу. Дві основні галузі - клінічні та фундаментальні дослідження - спрямовують цей розвиток, кожна з яких має своє значення.

1. Фундаментальні дослідження: вивчення основ знань
    - **Визначення: Фундаментальні** дослідження стосуються елементарних механізмів природних явищ. В урології вони вивчають такі предмети, як генетика, молекулярна біологія та фізіологія сечовидільної системи.
    - **Важливість:** Це дослідження закладає теоретичні основи, які в кінцевому підсумку призведуть до медичних інновацій. Наприклад, розуміння молекулярних механізмів розвитку раку сечового міхура може прокласти шлях до цілеспрямованого лікування.
2. Клінічні дослідження: від теорії до практики
    - **Визначення:** Клінічні дослідження оцінюють ефективність і безпеку нових втручаньбудь то , ліки, хірургічні процедури або медичні пристрої, для пацієнтів.
    - **Важливість:** Це дозволяє впроваджувати інновації в клінічну практику, гарантуючи, що ці інновації є безпечними та ефективними. Наприклад, новий препарат для лікування нетримання сечі може бути протестований у клінічних випробуваннях, перш ніж буде широко впроваджений.

3. Синергія між фундаментальними та клінічними дослідженнями
- Відкриття у фундаментальних дослідженнях часто надихають на нові клінічні підходи. І навпаки, проблеми, виявлені в клінічних умовах, можуть спрямовувати питання, поставлені в фундаментальних дослідженнях.

4. Вплив на догляд за пацієнтами
- Завдяки дослідженням протоколи лікування стають більш ефективними, зменшуючи, наприклад, побічні ефекти та час перебування в лікарні.

5. Вплив на політику охорони здоров'я
- Результати досліджень можуть впливати на офіційні медичні рекомендації та рішення щодо відшкодування витрат на лікування.

6. Навчання та освіта
- Дослідження тримають медичних працівників на передньому краї знань, гарантуючи, що пацієнти отримують користь від найновіших досягнень.

7. Заохочення інновацій
- Дослідження створюють стимулююче середовище, яке заохочує інновації, часто залучаючи найяскравіші уми в цій галузі.

Урологія, підтримувана клінічними та фундаментальними дослідженнями, продовжує розвиватися у відповідь на потреби пацієнтів. Ці дві галузі досліджень, хоча і відрізняються за своїми підходами, нерозривно пов'язані між собою і несуть спільну відповідальність за медичний прогрес, який ми бачимо сьогодні. Вони символізують постійне прагнення медичної спільноти до покращення якості життя пацієнтів.

Беріть участь у дослідженнях та клінічних досліджень

Участь у дослідженнях і клінічних випробуваннях є невід'ємною частиною розвитку медицини і, зокрема, урології. Для медичних працівників участь у таких дослідженнях означає не лише внесок у розвиток своєї дисципліни, але й забезпечення оптимального догляду за пацієнтами завдяки сучасним знанням і методикам. Пропонуємо детальніше ознайомитися з цим підходом.

1. Розуміння клінічних досліджень :
   - **Що таке клінічне дослідження? Клінічне випробування - це** дослідження, що проводиться на людях для оцінки ефективності та безпеки нового методу лікування, хірургічної техніки або медичного пристрою.
   - **Фази клінічних випробувань:** випробування зазвичай поділяються на різні фази (від I до IV), кожна з яких має конкретну мету - від безпеки нового лікування до його ефективності порівняно з чинними стандартами.
2. Мотиви для участі:
   - **Внесок у науку:** участь у клінічних випробуваннях - це спосіб зробити активний внесок у розвиток медицини.
   - **Доступ до нових методів лікування:** Пацієнти, які беруть участь у клінічних випробуваннях, можуть отримати користь від інноваційних методів лікування, які ще не доступні широкому загалу.
   - **Безперервна освіта:** Для медичних працівників ці курси надають можливість безперервної освіти, що дозволяє їм залишатися на передньому краї своєї спеціальності.
3. Як ви можете долучитися?
   - **Навчання та сертифікація:** Перед тим, як взяти участь у клінічному випробуванні, медичні

працівники часто повинні пройти спеціальне навчання та отримати сертифікат.
- **Пошук можливостей:** професійні асоціації, університети, лікарні та фармацевтичні компанії є хорошими джерелами для пошуку досліджень, що стосуються вашої сфери діяльності.

4. Етичні міркування :
- **Інформована згода:** Дуже важливо переконатися, що всі учасники (особливо пацієнти) повністю розуміють ризики та переваги випробування, і що вони дають повністю інформовану згоду.
- **Конфіденційність:** захист персональних даних учасників має першорядне значення.

5. Міждисциплінарна співпраця :
- **Робота в команді:** Клінічні випробування часто є спільною роботою кількох фахівців: урологів, медсестер, дослідників, біостатистиків тощо. Така співпраця має важливе значення для успіху дослідження.

6. Аналіз та публікація :
- **Поширення результатів:** Після завершення дослідження важливо проаналізувати дані та опублікувати їх, щоб медична спільнота могла скористатися ними.

Участь у дослідженнях і клінічних випробуваннях в урології - це одночасно і відповідальність, і привілей. Вона дозволяє медичним працівникам бути на передовій наукових досліджень, надавати найкраще лікування своїм пацієнтам та активно сприяти розвитку медицини. Однак така участь вимагає ретельності, чесності та глибокої відданості медичній етиці.

Як бути в курсі останніх досягнень в урологічних дослідженнях

У такій динамічній дисципліні, як урологія, дослідження та лікування постійно вдосконалюються. Для медичних працівників важливо бути в курсі цих досягнень, щоб забезпечити оптимальний догляд за своїми пацієнтами. Ось як вони можуть це зробити.

1. Підписка на спеціалізовані медичні журнали :
   - **Реферативні журнали:** Такі видання, як "The Journal of Urology", "European Urology" та "BJU International" регулярно публікують статті про останні дослідження в галузі урології.
   - **Онлайн-доступ:** багато газет зараз пропонують цифровий доступ, що полегшує регулярне читання останніх статей.
2. Участь у конгресах та конференціях:
   - **Щорічні зустрічі:** Національні та міжнародні конгреси, наприклад, організовані Американською асоціацією урологів або Європейським товариством урологів, - це чудова можливість дізнатися про останні досягнення, відвідати презентації та зустрітися з експертами.
   - **Тренінги та семінари:** ці менш масштабні заходи часто пропонують більш спеціалізоване та цілеспрямоване навчання з конкретних тем.
3. Подальше навчання та кваліфікація:
   - Програми безперервної освіти призначені для оновлення знань і навичок фахівців. Вони можуть охоплювати широкий спектр тем - від нових хірургічних методик до досягнень у сфері діагностики.
4. Робота з науково-дослідними установами :
   - Тісно співпрацюючи з університетами або дослідницькими центрами, фахівці можуть бути в

курсі поточних дослідницьких проектів і результатів, що з'являються.
5. Використання онлайн-платформ :
    - **Академічні ресурси:** Такі платформи, як PubMed, надають доступ до величезної бібліотеки медичних статей.
    - **Професійні форуми:** спеціалізовані форуми та групи, часто доступні через професійні асоціації, надають можливість обмінюватися інформацією про останні дослідження та клінічний досвід.
6. Спілкування з колегами :
    - Регулярні обміни з колегами-урологами можуть надати цінну інформацію, особливо про сучасні дослідження або інноваційні методики.
7. Займатися дослідженнями самостійно :
    - Беручи активну участь у дослідженнях, урологи можуть не тільки зробити свій внесок у розвиток дисципліни, але й бути в курсі сучасних тенденцій.
8. Використання соціальних мереж :
    - Все більше медичних працівників використовують такі платформи, як Twitter, щоб ділитися та обговорювати останні публікації та інновації в медицині.

Щоб бути в курсі останніх досягнень в урологічних дослідженнях, потрібна постійна відданість та активна допитливість. Це важлива інвестиція для будь-якого фахівця, який бажає надавати найкращу допомогу своїм пацієнтам і робити внесок у розвиток своєї галузі знань.

Розділ 14

ПРОФІЛАКТИКА ТА УРОЛОГІЧНУ ОСВІТУ

Профілактичні програми урологічні захворювання

Профілактика урологічних захворювань є важливою проблемою охорони здоров'я. Ці програми спрямовані на зниження захворюваності на певні стани, покращення ранньої діагностики та популяризацію здорового способу життя з метою підтримки здоров'я сечовидільної системи. Нижче наведено огляд ключових ініціатив та підходів, прийнятих в рамках профілактичних програм.

1. Освіта та обізнаність:
    - **Освітні семінари:** організовані в лікарнях, школах або в громаді, вони охоплюють основи анатомії та фізіології сечовипускання, а також ризиковану поведінку.
    - **Кампанії в засобах масової інформації:** через телебачення, радіо, Інтернет та пресу ці кампанії підвищують обізнаність громадськості про важливість скринінгу та профілактики.
2. Сприяння здоров'ю сечовипускання:
    - **Гідратація:** Вживання достатньої кількості води необхідне для здоров'я нирок і запобігання інфекціям сечовивідних шляхів.
    - **Харчові звички:** збалансована дієта з низьким вмістом солі та високим вмістом клітковини допомагає запобігти утворенню каменів у нирках та іншим урологічним захворюванням.
    - **Регулярні фізичні вправи:** сприяють хорошому кровообігу, необхідному для здоров'я нирок.
3. Раннє виявлення :
    - **Регулярні огляди:** щорічні огляди у лікаря можуть включати аналіз сечі для виявлення ранніх ознак захворювання.

- **Самообстеження:** особливо для чоловіків знання методів самообстеження яєчок може допомогти виявити ранні ознаки раку.

4. Зменшення факторів ризику :
   - **Боротьба з курінням:** куріння є фактором ризику багатьох урологічних захворювань, включаючи рак сечового міхура.
   - **Обмеження вживання алкоголю:** надмірне вживання алкоголю може підвищити ризик захворювань нирок.

5. Сприяння сексуальному здоров'ю :
   - **Використання засобів захисту:** Носіння презерватива знижує ризик інфекцій та захворювань, що передаються статевим шляхом, які можуть вплинути на сечовидільну систему.
   - **Статеве виховання:** Шкільні та громадські програми охоплюють питання профілактики ІПСШ та урологічного здоров'я.

6. Навчання для медичних працівників :
   - Лікарі, медсестри та інші медичні працівники проходять постійне навчання, щоб бути в курсі найкращих практик профілактики.

7. Партнерство та співпраця :
   - Співпраця між лікарнями, клініками, навчальними закладами, неурядовими організаціями та урядами має важливе значення для розробки та впровадження ефективних профілактичних програм.

8. Дослідження та інновації :
   - Дослідження та наукові розробки продовжують формувати найкращі практики профілактики і можуть призвести до появи нових підходів або технологій для прогнозування та лікування урологічних захворювань.

Профілактика часто є першим кроком на шляху до здорової урологічної системи. Завдяки поєднанню освіти, скринінгу, пропаганди здорової поведінки та професійної підготовки, програми профілактики урологічних захворювань відіграють важливу роль у зниженні рівня захворюваності та наслідків цих хвороб.

Інформування пацієнтів про здоровий спосіб життя та ризиковану поведінку

Профілактика та лікування урологічних захворювань передбачає не лише надання належної медичної допомоги, але й інформування пацієнтів про поведінку, яку їм слід дотримуватися або якої слід уникати. Інформування пацієнтів про важливість здорового способу життя може значно знизити ризик захворювання та сприяти покращенню якості життя.

1. Важливість гідратації:
Вода необхідна для оптимальної роботи нирок. Вона допомагає виводити з організму відходи і токсини, запобігаючи утворенню каменів у нирках та інфекціям сечовивідних шляхів.
- **Порада:** рекомендуйте пацієнтам випивати щонайменше 1,5-2 літри води на день, а в спекотну погоду або під час інтенсивних фізичних навантажень - навіть більше.

2. Збалансоване харчування:
Певні продукти харчування можуть впливати на урологічне здоров'я.
- **Порада: дотримуйтеся** дієти, багатої на клітковину і з низьким вмістом солі та тваринних білків, щоб зменшити ризик утворення каменів у нирках. Рекомендуємо їсти фрукти та овочі, які є джерелом антиоксидантів, корисних для сечового міхура.

3. Боротьба з курінням:
Куріння може підвищити ризик розвитку урологічного раку, особливо раку сечового міхура.

- **Порада:** Заохочуйте пацієнтів, які палять, долучатися до програм з відмови від куріння та інформуйте їх про ризики, пов'язані з курінням.

4. Сексуальне здоров'я :

Інфекції, що передаються статевим шляхом, можуть впливати на урологічну систему.

- **Порада:** рекомендуйте використовувати засоби захисту під час статевого акту та рекомендуйте регулярні скринінгові тести для сексуально активних людей.

5. Фізична активність :

Регулярні фізичні вправи сприяють хорошому кровообігу, що корисно для нирок, і запобігають ожирінню - фактору ризику ряду урологічних захворювань.

- **Порада:** Заохочуйте пацієнтів до фізичної активності, яка відповідає їхньому стану та потребам.

6. Обмеження вживання алкоголю :

Алкоголь може створювати навантаження на нирки і підвищувати ризик розвитку ниркових захворювань.

- **Порада:** Проінформуйте людей про рекомендовані межі споживання алкоголю та порадьте їм пити в міру.

7. Уникайте запорів :

Хронічний запор може підвищити тиск у малому тазі та вплинути на сечовий міхур.

- **Порада:** рекомендуємо дієту з високим вмістом клітковини та достатнє пиття, щоб запобігти закрепам.

Навчання пацієнтів - центральна роль медичної сестри в урології. Надаючи чітку інформацію та налагоджуючи відкритий діалог, медсестра може допомогти пацієнтам приймати поінформовані рішення щодо свого здоров'я та дотримуватися поведінки, яка допомагає запобігти урологічним захворюванням.

Роль медсестри як викладач та консультант

Медична сестра в урології - це не лише медичний працівник, який надає допомогу, але й педагог і консультант для своїх пацієнтів. Ця подвійна роль робить урологічну медсестру центральною ланкою в загальній системі надання медичної допомоги, як лікувальної, так і профілактичної.

1. Вихователь на службі профілактики :
Старе прислів'я "профілактика краще, ніж лікування" набуває свого повного значення в ролі медичної сестри.
- **Підвищення обізнаності:** Інформування пацієнтів про ризики, пов'язані з певною поведінкою, наприклад, курінням або неправильним харчуванням, має вирішальне значення для профілактики урологічних захворювань.
- **Навчання:** медсестри також навчають пацієнтів, як приймати певні ліки, як здійснювати самоконтроль або як доглядати за післяопераційною раною.
- **Навчання: за допомогою** семінарів, брошур або дискусій медсестра дає пацієнтам інструменти, необхідні для розуміння їхньої патології та пов'язаного з нею лікування.

2. Радник, який слухає своїх пацієнтів:
Медсестри часто є першою контактною особою для пацієнтів. Їхні тісні стосунки з пацієнтами роблять їх ідеальними порадниками.
- **Емоційна підтримка:** Зіткнувшись з хворобою або операцією, пацієнти можуть відчувати тривогу або невпевненість. Медсестра заспокоює їх, вислуховує і пропонує психологічну підтримку.

- **Наставництво:** В рамках маршруту догляду медсестри направляють пацієнтів, скеровуючи їх до потрібних людей або допомагаючи їм підготуватися до наступного етапу догляду.
- **Посередництво:** якщо пацієнт має занепокоєння щодо свого лікування, медсестра може виступити посередником між ним і лікарем, щоб прояснити моменти або адаптувати лікування, якщо це необхідно.

3. Роль оновлення та адаптації :
Медицина постійно розвивається, а разом з нею і найкращі практики.
- **Постійне навчання:** щоб бути хорошим викладачем, медсестри самі потребують регулярного навчання. Вони повинні бути в курсі нових медичних досягнень, нових методів лікування і нових методик, щоб ефективніше передавати їх своїм пацієнтам.
- **Персоналізовані поради:** кожен пацієнт унікальний, і медсестра адаптує свої поради відповідно до потреб, проблем та історії кожної людини.

Медичні сестри відіграють важливу роль як освітяни та консультанти. Ця подвійна роль дозволяє їм подолати розрив між медичною теорією і повсякденною реальністю життя пацієнтів. Надаючи знання, уважне слухання та індивідуальні рекомендації, вони сприяють кращому розумінню, кращому дотриманню лікування і, зрештою, кращому здоров'ю своїх пацієнтів.

Розділ 15

НОВІ ТЕХНОЛОГІЇ В УРОЛОГІЇ

Інновації в діагностиці

Урологія, як і багато інших медичних спеціальностей, виграє від постійних інновацій, які підвищують точність діагностики, зменшують біль і дискомфорт для пацієнтів і прискорюють час одужання. Пропонуємо вашій увазі огляд найбільш значущих досягнень в урологічній діагностиці:

1. Просунута медична візуалізація :
   - **Мультипараметрична МРТ:** ця методика забезпечує більш точну оцінку підозрілих утворень, особливо при діагностиці раку передміхурової залози. Вона поєднує в собі різні послідовності МРТ, щоб отримати детальне зображення тканин.
   - **Томосинтез:** еволюція традиційного сканера, ця технологія генерує 3D-зображення цільової області, пропонуючи кращу візуалізацію урологічних структур.
2. Біомаркери та генетичні тести :
   - **Удосконалені аналізи сечі:** крім стандартного аналізу сечі, більш складні аналізи тепер можуть виявляти специфічні біомаркери певних урологічних патологій.
   - **Геномне секвенування:** виявлення генетичних мутацій дає можливість передбачити ризик певних урологічних захворювань і відповідно скоригувати моніторинг та лікування.
3. Покращена цистоскопія:
   - **Флуоресцентна цистоскопія:** використовується спеціальна речовина, яка змушує пухлини сечового міхура "флуоресціювати" під впливом синього світла, що робить ураження більш помітними і покращує їх виявлення.
   - **Віртуальна цистоскопія:** замість того, щоб вводити цистоскоп у сечовий міхур, цей метод

використовує КТ-сканер для створення 3D-зображень внутрішньої частини сечового міхура.
4. Керовані біопсії:
- **Злита біопсія:** при діагностиці раку простати ця методика поєднує МРТ та ультразвукові зображення, щоб точніше спрямовувати біопсію, зокрема, на підозрілі ділянки.
5. Інноваційні ультразвукові методики :
- **Еластографічне ультразвукове дослідження:** цей метод оцінює жорсткість тканин, що може допомогти відрізнити нормальну тканину від пухлини.
- **Кольорове доплерівське ультразвукове дослідження:** оцінює кровотік, що корисно для дослідження пухлин та інших уражень, які можуть мати чітко виражені судинні характеристики.
6. Штучний інтелект (ШІ) і телемедицина :
- **Системи на основі штучного** інтелекту: ці системи можуть допомогти швидко аналізувати великі обсяги даних, наприклад, медичні зображення, для виявлення аномалій.
- **Дистанційні консультації:** телемедицина дозволяє оцінювати, діагностувати і навіть спостерігати за пацієнтами без необхідності частих фізичних візитів.

Інновації в урологічній діагностиці знаходяться на передовій сучасної медичної допомоги. Вони сприяють не лише підвищенню точності виявлення захворювань, але й покращенню якості обслуговування пацієнтів. Для лікарів-урологів дуже важливо йти в ногу з цими досягненнями, щоб надавати своїм пацієнтам найкращий можливий догляд.

Нові хірургічні методики та малоінвазивні процедури

Урологія, як медична дисципліна, зазнала величезного прогресу за останні десятиліття, з помітною тенденцією до менш інвазивних процедур. Ці методи, які є більш щадними для пацієнта, обіцяють швидше одужання, менше болю і менше рубців.

1. Роботизована хірургія :
   - **Хірургічна система Da Vinci:** Ймовірно, найбільш широко визнана роботизована платформа, яка дозволяє хірургам виконувати операції з винятковою точністю, користуючись при цьому збільшеним тривимірним зображенням операційного поля. Зазвичай використовується для простатектомії, нефректомії та інших урологічних процедур.
2. Аблятивні методи лікування:
   - **Радіочастотна абляція (РЧА):** ця методика використовує електричні хвилі для нагрівання і руйнування пухлинної тканини, в основному для лікування невеликих форм раку нирок.
   - **Кріоабляція:** Використовує надзвичайно низькі температури для заморожування і знищення пухлин, а також застосовується для лікування деяких пухлин нирок.
3. Гнучка уретероскопія:
   - **Лазерна літотрипсія:** за допомогою гнучкого уретероскопа хірург може дістатися до каменів у нирках і обробити їх лазером, фрагментуючи камені, щоб забезпечити їх природне видалення або екстракцію.
4. Нейромодуляція крижових корінців:
   - Цей метод лікує певні форми нетримання сечі, надсилаючи м'які електричні сигнали до нервів

сечового міхура через невеликий імплантований пристрій.
5. Ендоскопічна хірургія:
- **ТУРП (трансуретральна резекція простати):** Ендоскопічна методика, яка видаляє частину простати, що перешкоджає відтоку сечі. Більш сучасний варіант використовує лазери, так звана лазерна вапоризація простати.
- **TURBT (Трансуретральна резекція пухлин сечового міхура):** Ендоскопічне видалення пухлин сечового міхура.
6. Лапароскопічна хірургія:
- Використовуючи невеликі розрізи і спеціальні інструменти, ця методика широко застосовується для багатьох операцій, включаючи нефректомію (видалення нирки) і пієлопластику (відновлення ниркової миски).
7. Ін'єкційні препарати :
- **Ботулотоксин (ботокс):** вводиться в сечовий міхур і може допомогти в лікуванні деяких видів нетримання сечі.
- **Наповнювачі:** використовуються для лікування нетримання сечі під час стресу, вони діють шляхом "розбухання" тканини навколо уретри.

Малоінвазивна хірургія в урології постійно розвивається, пропонуючи безпечніші та ефективніші варіанти лікування для пацієнтів. Мінімізуючи хірургічну травму, ці методи часто призводять до швидшого одужання, меншої кількості ускладнень і кращих косметичних результатів. Для медичних працівників дуже важливо бути в курсі цих інновацій, щоб пропонувати своїм пацієнтам найкращі варіанти лікування.

Вплив телемедицини в урології

Телемедицина, яка охоплює використання цифрових і комунікаційних технологій для надання медичної допомоги на відстані, почала змінювати багато галузей медицини, і урологія не є винятком. У міру того, як технології вдосконалюються, а пацієнти відчувають себе більш комфортно під час віртуального лікування, урологія переживає революцію в способах взаємодії з пацієнтами та надання медичної допомоги.

1. Розширений доступ до медичної допомоги:
   - **Дистанційна допомога:** пацієнти, які проживають у віддалених районах і не мають вільного доступу до уролога, тепер можуть отримувати консультації без необхідності долати великі відстані.
   - **Скорочення часу очікування:** Віртуальні зустрічі часто можна призначити швидше, ніж особисті консультації, що прискорює час виконання замовлення.
2. Покращення спостереження за пацієнтами:
   - **Домашній моніторинг:** деякі пристрої дозволяють вимірювати та передавати дані про сечу або нирки дистанційно, що дає змогу спостерігати за пацієнтами в режимі реального часу.
   - **Легше спілкування:** телемедицина пропонує більш гнучкі канали зв'язку, що дозволяє пацієнтам ставити запитання або висловлювати занепокоєння в перервах між прийомами.
3. Зниження витрат:
   - **Зменшення транспортних витрат:** менша кількість поїздок означає менші супутні витрати для пацієнтів.
   - **Оптимізація лікарняних ресурсів:** лікуючи певні випадки дистанційно, лікарні можуть зарезервувати свої ресурси для випадків, які обов'язково потребують фізичної присутності.

4. Освіта та навчання:
- **Вебінари та онлайн-навчання:** урологи можуть продовжувати вчитися і бути в курсі останніх досягнень, не відриваючись від своєї практики.
- **Спільні консультації:** професіонали можуть співпрацювати в режимі реального часу з фахівцями з усього світу для обговорення складних випадків.

5. Виклики та проблеми :
- **Конфіденційність і безпека:** Передача конфіденційних медичних даних онлайн викликає занепокоєння щодо конфіденційності та безпеки даних.
- **Обмеження фізичного обстеження:** певні аспекти урології вимагають поглибленого фізикального обстеження, яке може бути обмеженим або неможливим для проведення дистанційно.

6. Результати та задоволеність пацієнтів:
- **Залучення пацієнтів:** Багато хто виявив, що телемедицина в урології пропонує покращений досвід пацієнта завдяки своїй зручності та доступності.
- **Якість медичної допомоги:** початкові дослідження показують, що якість медичної допомоги, наданої за допомогою телемедицини, можна порівняти з якістю особистих консультацій, хоча необхідні подальші дослідження.

Поява телемедицини призвела до значних змін у наданні урологічної допомоги. Хоча вона має багато переваг, важливо ретельно орієнтуватися, щоб гарантувати, що якість медичної допомоги залишається на першому плані. З розвитком технологій і адаптацією систем охорони здоров'я телемедицина в урології, ймовірно, продовжить розвиватися, пропонуючи захоплюючі можливості для поліпшення доступу до медичної допомоги і підвищення задоволеності пацієнтів.

Розділ 16

ВИКЛИКИ ТА НАГОРОДИ

Емоційні та фізичні виклики професії

Робота медсестри в урології може приносити задоволення, надаючи можливість принести полегшення і покращити якість життя багатьох пацієнтів. Однак, як і всі медичні професії, вона не позбавлена емоційних і фізичних викликів.

1. Емоційні виклики :
   - **Протистояння стражданням:** медсестри в урології часто лікують пацієнтів, які страждають від болю або живуть з хронічними патологіями. Щоденна боротьба з цими стражданнями може дуже сильно вплинути на моральний стан.
   - **Вплив діагнозу:** повідомлення пацієнту про серйозний діагноз, наприклад, рак, може викликати емоційні страждання.
   - **Невдачі лікування:** незважаючи на всі зусилля, деякі види лікування не дають очікуваних результатів, що може розчаровувати як медсестру, так і пацієнта.
   - **Рішення в кінці життя:** Урологія, як і інші спеціальності, може передбачати прийняття складних рішень щодо догляду в кінці життя або відмови від лікування.
   - **Керування емоціями пацієнтів:** Пацієнти можуть відчувати тривогу, гнів або розчарування, і медсестрам часто доводиться керувати цими емоціями під час надання допомоги.
2. Фізичні виклики :
   - **Втома:** Довгі години, нічні зміни та безперервна робота можуть призвести до хронічної втоми.
   - **Ризики інфікування:** незважаючи на вжиті запобіжні заходи, робота в лікарняному середовищі завжди пов'язана з ризиком зараження інфекцією.

- **Пози та повторювані рухи:** Допомагаючи пацієнтам пересуватися, вставати або лягати, ви можете створювати навантаження на спину та суглоби, що потенційно може призвести до порушень опорно-рухового апарату.
- **Невідкладні ситуації:** Іноді непередбачуваний характер урології означає, що медсестри повинні бути готові швидко реагувати на невідкладні ситуації, які можуть бути фізично та емоційно складними.

3. Управління викликами :
- **Безперервна освіта:** медсестри можуть пройти навчальні курси, щоб навчитися методам управління стресом або вдосконалити свої технічні навички.
- **Психологічна підтримка:** лікарні та клініки можуть запропонувати послуги психологічної підтримки, щоб допомогти медсестрам впоратися зі стресом і вигоранням.
- **Підтримання балансу між роботою та особистим життям:** дуже важливо, щоб медсестри знаходили час для себе, розслаблялися, розважалися і дбали про своє фізичне здоров'я.

Робота медсестри в урології, як і в багатьох інших галузях медицини, є складною професією як в емоційному, так і в фізичному плані. Усвідомлення і вирішення цих проблем є вирішальним для підтримки добробуту медсестри і забезпечення найкращої якості догляду за пацієнтами.

Успіхи та приємні моменти

Професія медсестри в урології, як і в інших галузях медицини, має свою частку викликів. Однак вона також дарує незліченні моменти успіху і вдячності, які скрашують темні дні і нагадують професіоналам, чому вони обрали цей шлях.

1. Полегшення для пацієнтів :
   - **Покращення якості життя:** допомога пацієнтам у відновленні нормальної функції сечовипускання, лікуванні нетримання сечі або полегшенні хронічного болю може значно покращити якість їхнього повсякденного життя.
   - **Повернення до нормального життя:** бачити, як пацієнт одужує після операції, повертається до повсякденних справ і відновлює свою незалежність - це момент справжньої радості.
2. Позитивні відгуки пацієнтів:
   - **Висловлення подяки:** щира подяка від пацієнтів та їхніх родин часто є джерелом емоцій і нагадуванням про безпосередній вплив ролі медсестри в процесі догляду.
   - **Історії успіху:** Коли пацієнт повертається через місяці або роки після лікування, щоб поділитися своїми успіхами та досягненнями, це нагадування про тривалу і значущу роль медсестер у житті людей.
3. Командна робота:
   - **Синергія догляду:** тісна співпраця з урологами, технічним персоналом, асистентами та іншими членами медичної команди і спостереження за тим, як ця співпраця перетворюється на винятковий догляд, є надзвичайно корисною.
   - **Моменти святкування:** святкування одужання пацієнта, дня народження або навіть святкові моменти в команді - ці моменти зміцнюють почуття приналежності і нагадують нам про радощі професії.

4. Вплив безперервного навчання :
- **Обмін знаннями:** Спостерігати за тим, як ростуть і розвиваються молодші або менш досвідчені колеги, завдяки навчанню чи порадам, може бути гордістю.
- **Впровадження нових методик:** Успішне застосування нової методики або лікування, вивченого на тренінгу, і бачення позитивних результатів у пацієнтів приносить велике задоволення.

Незважаючи на довгий робочий день, емоційні виклики та стресові ситуації, роль медичної сестри в урології не обходиться без моментів успіху та вдячності. Ці моменти нагадують нам про життєву важливість професії та надають постійну мотивацію продовжувати прагнути надавати найкращу можливу допомогу кожному пацієнту.

Поради для баланс між роботою та особистим життям

У вимогливому світі медицини, зокрема урології, медсестрам важливо знайти баланс між професійним та особистим життям. Цей баланс необхідний не лише для підтримки їхнього психічного та фізичного здоров'я, але й для забезпечення найкращого догляду за пацієнтами. Ось кілька порад, як досягти цього балансу.

1. Встановіть чіткі межі :
- **Робочий час:** хоча догляд за хворими часто асоціюється з довгим робочим днем, важливо встановити чіткі межі робочого часу і часу відпочинку.

- **Доступність поза роботою:** якщо можливо, уникайте брати роботу додому або бути постійно на зв'язку телефоном чи електронною поштою.

2. Турбота про себе :
   - **Фізичні вправи:** Спорт - чудовий спосіб зняти стрес. Знайдіть заняття, яке вам подобається, і зробіть його регулярною частиною свого розпорядку дня.
   - **Медитація і релаксація:** ці техніки допоможуть вам впоратися зі стресом і знайти момент внутрішнього спокою.
   - **Збалансоване харчування: повноцінне** харчування має важливе значення для підтримки енергії та концентрації.

3. Перерви в планах:
   - **Свята та вихідні: Дуже важливо** дозволяти собі періоди відпочинку, щоб перезарядити свої батареї.
   - **Щоденні перерви:** короткі перерви протягом дня допоможуть вам розслабитися і перефокусуватися.

4. Пошук підтримки :
   - **Дискусійні групи:** обмін досвідом та проблемами з колегами може забезпечити перспективу та підтримку.
   - **Терапія:** розмова з професіоналом може допомогти впоратися зі стресом та емоціями.

5. Ефективне управління своїм часом :
   - **Організація:** Використовуйте такі інструменти, як щоденники або додатки, щоб планувати і визначати пріоритети своїх завдань.
   - **Делегуйте:** Не соромтеся делегувати певні обов'язки, як на роботі, так і вдома, якщо це можливо.

6. Переслідування пристрастей поза роботою :
- **Хобі: чи то** читання, малювання, садівництво чи будь-яке інше хобі, ці заняття можуть забезпечити такий необхідний перепочинок від повсякденного стресу.
- **Проводьте час із сім'єю та друзями:** Розвиток цих стосунків може забезпечити цінну емоційну підтримку.

Хоча медсестринство в урології - відповідальна професія, важливо пам'ятати, що турбота про себе - це не розкіш, а необхідність. Дотримуючись правильного балансу між професійним та особистим життям, медсестри можуть гарантувати, що вони продовжуватимуть надавати якісну медичну допомогу, зберігаючи при цьому власне здоров'я та благополуччя.

Розділ 17

ПОДАЛЬШЕ НАВЧАННЯ МЕДСЕСТРОЮ В УРОЛОГІЇ

Навчальні курси та додаткові спеціалізації

Урологія - це широка галузь, що постійно розвивається. Для медсестер, які бажають вдосконалити свої навички або спеціалізуватися в певній підгалузі, існує низка навчальних курсів і спеціалізацій. Покращені знання та навички приносять користь не лише медсестрі, але й пацієнтам, за якими вона доглядає, забезпечуючи більш цілеспрямований та оптимізований догляд.

1. Безперервна освіта :
   - **Бути в курсі подій:** медичні установи та професійні асоціації регулярно організовують семінари, вебінари та майстер-класи, щоб ви були в курсі новітніх методик, рекомендацій та досліджень в урології.
   - **Підготовка з менеджменту:** деякі медсестри можуть захотіти перейти на керівні або координаційні посади. Корисними можуть бути тренінги з управління, комунікації та організації.
2. Спеціалізації в конкретних галузях урології:
   - **Урологічна онкологія:** фокусується на лікуванні раку сечовивідних шляхів.
   - **Неврологія:** зосереджується на неврологічних розладах, що впливають на сечовидільну систему.
   - **Дитяча урологія:** спеціалізується на лікуванні дітей з урологічними проблемами.
   - **Андрологія:** спеціалізація, що фокусується на чоловічому репродуктивному та сексуальному здоров'ї.
   - **Урологічна реконструкція:** займається реконструктивною хірургією сечовивідних шляхів.

3. Конкретні техніки :
- **Урологічне ультразвукове дослідження:** навчання використанню ультразвуку для діагностики та лікування урологічних захворювань.
- **Біологічний зворотний зв'язок при порушеннях тазового дна: метод, що** використовується для лікування нетримання сечі та інших порушень тазового дна.

4. Міжособистісні навички :
- **Медична комунікація:** тренінг, спрямований на покращення навичок спілкування з пацієнтами, родичами та медичною командою.
- **Стрес-менеджмент:** техніки та методи управління щоденним стресом та уникнення вигорання.

5. Дослідження та розробки:
- **Епідеміологія в урології:** Для тих, хто цікавиться дослідженнями, навчання в галузі епідеміології може бути корисним.
- **Методологія клінічних досліджень:** для медсестер, які бажають взяти участь у клінічних випробуваннях або обсерваційних дослідженнях.

Безперервна освіта є важливою складовою кар'єри будь-якого медичного працівника. Різноманітність доступних навчальних курсів і спеціалізацій дозволяє медсестрам урології збагатити свій кар'єрний шлях, поглибити знання і відповідати різноманітним і специфічним потребам своїх пацієнтів. Це інвестиція, яка не лише підвищує цінність їхнього досвіду, але й покращує якість наданої допомоги.

Йти в ногу з часом з медичними досягненнями

У динамічному світі медицини, що постійно розвивається, для будь-якого медичного працівника, в тому числі й для урологічної медсестри, важливо бути в курсі останніх медичних відкриттів, методик і досягнень. Як медична сестра може ефективно залишатися на передовій у своїй галузі в умовах швидкого розвитку технологій, регуляторних змін і нових терапевтичних підходів? Ось кілька стратегій.

1. Підписка на спеціалізовані журнали :
    - **Revue d'Urologie:** Це одне з основних джерел інформації про останні дослідження, тематичні дослідження та рекомендації в галузі урології.
    - **Медсестринські журнали:** ці публікації пропонують інформацію про найкращі практики, нові методи та професійні виклики з точки зору медсестер.
2. Конференції та семінари :
    - **Практичні семінари:** Вони забезпечують практичне навчання новим технікам або обладнанню.
    - **Медичні конференції:** це можливість почути експертів у цій галузі, які обговорюють останні дослідження та досягнення.
    - **Нетворкінг:** Участь у цих заходах також надає можливість зустрітися та обмінятися ідеями з колегами, створюючи багату та різноманітну професійну мережу.
3. Безперервна освіта:
Багато установ та університетів пропонують курси та програми безперервної освіти для медичних працівників, які бажають вдосконалити свої навички або дізнатися про нові сфери.

4. Участь у професійних групах:
- **Професійні асоціації: наприклад,** Французька асоціація урологів, яка пропонує своїм членам ресурси, навчання та регулярні оновлення.
- **Онлайн-дискусійні групи:** ці форуми можуть бути джерелом інформації, оскільки їхні учасники діляться статтями, дослідженнями та особистим досвідом.

5. Використання інтернет-ресурсів :
- **Вебінари:** Багато експертів та установ пропонують живі або записані вебінари на різні медичні теми.
- **Медичні блоги:** деякі фахівці діляться своїми знаннями, дослідженнями та думками через блоги або відеоблоги.
- **Медичні додатки:** спеціалізовані додатки, які часто оновлюються відповідно до останніх досліджень, можуть бути цінним ресурсом.

6. Міждисциплінарна співпраця :
Тісна співпраця з іншими медичними спеціальностями відкриває ширший погляд на догляд за пацієнтами і дозволяє вивчити нові підходи або техніки, що використовуються в інших галузях.

Йти в ногу з часом у медичній галузі - це одночасно і виклик, і необхідність. Для медсестер в урології це означає постійне вдосконалення догляду за пацієнтами, набуття більшої впевненості у своїх навичках і задоволення від збагаченої та повноцінної кар'єри. Інвестуючи час і зусилля в те, щоб йти в ногу з медичними досягненнями, медсестри не тільки зміцнюють свій власний досвід, а й роблять внесок у розвиток і вдосконалення всієї медсестринської професії.

Беріть участь у конференціях та воркшопах

Медицина - це галузь, що постійно розвивається, і для медичних працівників, у тому числі й урологічних медсестер, дуже важливо бути в курсі останніх досягнень, досліджень, технік і методів. Один з найкращих способів зробити це - брати активну участь у спеціалізованих конференціях і семінарах.

1. Чому конференції та семінари є важливими?
   - **Оновлення знань:** конференції часто присвячені останнім дослідженням, хірургічним технікам, технологічним інноваціям і методам лікування в галузі урології.
   - **Професійні зустрічі:** ці заходи часто об'єднують експертів у цій галузі, пропонуючи унікальну можливість обмінятися ідеями, поставити запитання та навчитися безпосередньо у найкращих.
   - **Зміцнення вашої професійної мережі:** семінари та конференції - це чудові місця для знайомства з колегами, налагодження співпраці та обміну досвідом.
2. Як ви можете максимізувати свою участь?
   - **Завчасна підготовка:** Перед початком заходу варто ознайомитися з програмою, визначити сесії, які вас цікавлять, і, за необхідності, підготувати запитання до спікерів.
   - **Активна участь:** крім того, що медсестри можуть бути простими слухачами, вони можуть брати активну участь, ставлячи запитання, роблячи нотатки та взаємодіючи з іншими учасниками.
   - **Післяконференційні заходи:** корисно переглянути свої нотатки після конференції, застосувати на практиці нові навички, яких ви

навчилися, і зв'язатися з професіоналами, з якими ви познайомилися на заході.
3. Кілька практичних рекомендацій :
- **Обираємо правильні події:** Не всі конференції та семінари однакові. Тому важливо обрати ті, які найкраще відповідають вашим професійним потребам та інтересам.
- **Використовуйте цифрові ресурси:** багато конференцій зараз пропонують цифрові версії або вебінари, які можуть бути альтернативою або доповненням до фізичної участі.
- **Постановка цілей:** Перед кожним заходом визначення того, що ви хочете отримати від нього, допоможе вам зосередити свою увагу і максимально ефективно використати час.

Участь у конференціях та семінарах - це не просто формальність чи професійний обов'язок. Для урологічних медсестер це проактивний підхід, спрямований на навчання, обмін досвідом і постійне вдосконалення своїх навичок. Це також можливість познайомитися з колегами, розширити свою професійну мережу і зробити свій внесок у забезпечення відмінного догляду за пацієнтами.

Професійні мережі та асоціації медсестер в урології

Медичний світ великий, складний і постійно розвивається. У такій спеціалізованій галузі, як урологія, співпраця та обмін досвідом між професіоналами є надзвичайно важливими. Тому професійні мережі та асоціації медсестер-урологів є безцінними інструментами для медсестер, які прагнуть не лише вдосконалювати свої навички, але й допомагати та підтримувати одна одну в повсякденній практиці.

1. Важливість професійних мереж :
   - **Обміни та безперервне навчання:** мережі надають платформу для обговорення складних випадків, обміну клінічним досвідом та вивчення останніх досягнень в урології.
   - **Професійна та особиста підтримка:** робота в такій вимогливій сфері іноді може призвести до вигорання або відчуття ізоляції. Ці мережі пропонують плече підтримки, місце, де можна поділитися проблемами та успіхами, а також отримати пораду.
   - **Кар'єрні можливості:** через ці мережі медсестри можуть дізнатися про нові можливості працевлаштування, спеціалізовані навчальні курси та дослідницькі можливості.

2. Сила асоціацій медичних сестер в урології :
   - **Представництво та адвокація:** асоціації часто виступають у ролі речників, представляючи інтереси медичних сестер в урології перед медичними установами, органами державної влади та широкою громадськістю.
   - **Навчання та освіта:** Багато асоціацій організовують семінари, конференції та тренінги для своїх членів, забезпечуючи високий рівень експертизи.
   - **Ресурси та інструменти:** Асоціації можуть надавати своїм членам цінні ресурси, такі як посібники з найкращих практик, спеціалізовані журнали та рекомендації щодо протоколів лікування.

3. Як максимізувати залучення :
   - **Активна участь:** не задовольнятися пасивним членством. Беріть участь у зустрічах, робіть внесок у дискусії та, можливо, перебирайте на себе лідерські ролі в організації.

- **Побудова взаємовідносин:** Справжня сила мереж та асоціацій полягає в їхніх членах. Тому життєво важливо налагоджувати стосунки, ділитися ідеями з колегами та будувати тривалу співпрацю.
- **Робіть внесок у розвиток спільноти:** Діліться своїм досвідом, проводьте навчальні курси чи семінари або пишіть статті для публікацій асоціації - це ефективні способи зробити внесок у розвиток спільноти і водночас зміцнити власну професійну репутацію.

Професійні мережі та асоціації медичних сестер в урології - це не просто організації, а динамічні спільноти, які сприяють професійному зростанню, взаємній підтримці та розвитку професії. Беручи активну участь, медичні сестри можуть не тільки отримати особисту та професійну користь, але й зробити значний внесок у вдосконалення та розвиток урологічної допомоги.

Розділ 18

ВИСНОВКИ ТА БАЧЕННЯ МАЙБУТНЬОГО

Зміна ролі медичної сестри в урології

Медична сестра, яку часто розглядають як воротаря охорони здоров'я, за ці роки зазнала значних змін. У сфері урології ця еволюція особливо відчутна, відображаючи медичний прогрес, зміну очікувань пацієнтів і розвиток систем охорони здоров'я. Давайте ближче познайомимося зі зміною ролі медичної сестри в урології і тим, як вона адаптувалася до сучасних потреб.

1. Від витоків до сьогодення:
   - **Перші дні: Спочатку** роль медсестри в урології здебільшого обмежувалася наданням базового догляду, спостереженням за пацієнтами та асистуванням лікарям під час операцій.
   - **Розширення клінічної ролі:** з часом медсестри почали брати на себе більш спеціалізовані обов'язки, такі як цистоскопія, лікування нетримання сечі та реабілітація промежини.
   - **На шляху до більшої автономії:** сьогодні в багатьох системах охорони здоров'я медсестри з урології набули більшої автономії, виконуючи складні процедури, приймаючи незалежні клінічні рішення і, в деяких випадках, навіть проводячи власні консультації.
2. Розширення ролі медичної сестри:
   - **Освітянка і порадниця:** окрім безпосереднього догляду, медсестри стали освітянками для пацієнтів, надаючи їм важливу інформацію про їхню патологію, варіанти лікування та профілактики.
   - **Дослідження та лідерство:** медсестри все частіше беруть участь у клінічних дослідженнях, роблячи свій внесок у розвиток спеціальності. Багато урологічних медсестер також займають

керівні посади, впливаючи на напрямок і політику урологічних служб.
- **Міждисциплінарна співпраця: сучасна медична** сестра тісно співпрацює з мультидисциплінарною командою, включаючи урологів, онкологів, радіологів та інших медичних працівників, забезпечуючи цілісний догляд за пацієнтами.

3. Майбутні виклики та можливості :
- **Технології та телемедицина:** З розвитком технологій медсестри повинні адаптуватися, інтегруючи цифрові інструменти у свою практику та пропонуючи дистанційний догляд.
- **Дедалі складніший догляд:** з розвитком діагностики та лікування догляд за урологічними пацієнтами стає дедалі складнішим, що вимагає від медсестер постійного навчання та більшої спеціалізації.
- **Захист прав пацієнтів:** У світі, де все більше уваги приділяється пацієнтам, медичні сестри відіграватимуть вирішальну роль як захисники прав і потреб пацієнтів, забезпечуючи етичну та орієнтовану на пацієнта медичну допомогу.

Еволюція ролі медичної сестри в урології є свідченням динамічності та адаптивності медсестринської професії перед обличчям швидкозмінного медичного ландшафту. Ця еволюціонуюча роль гарантує, що медичні сестри залишаються на передньому краї урологічної допомоги, готові до майбутніх викликів, забезпечуючи найкращий можливий догляд за пацієнтами.

Технології та майбутнє урології

Медичний світ завжди був на передовій технологічних інновацій, і урологія не є винятком. Ця спеціальність зазнала глибоких трансформацій завдяки технологічному прогресу, передчуваючи багатообіцяюче майбутнє. Цей огляд показує, як технології вже формують сучасну урологію і що чекає на неї в майбутньому.

1. Сучасний вплив технологій на урологію:
   - **Роботизована хірургія:** Роботизовані процедури, особливо за допомогою системи да Вінчі, зробили революцію в урологічній хірургії, пропонуючи неперевершену точність, крихітні розрізи і швидке відновлення для пацієнтів.
   - **Удосконалена візуалізація:** технологія візуалізації, така як мультипараметрична МРТ, покращила діагностику та лікування багатьох урологічних патологій, включаючи рак передміхурової залози.
   - **Технологічні методи лікування:** такі методи лікування, як ударно-хвильова літотрипсія каменів у нирках або термотерапія доброякісної гіперплазії передміхурової залози, є прикладами того, як технології можуть запропонувати менш інвазивні альтернативи традиційній хірургії.
2. Інновації на горизонті:
   - **Доповнена і віртуальна реальність:** ці інструменти мають потенціал для трансформації медичної освіти, дозволяючи урологам і медсестрам тренуватися у віртуальному середовищі перед тим, як лікувати реальних пацієнтів.
   - **Штучний інтелект:** Завдяки своєму потенціалу швидкого аналізу тисяч даних, ШІ може допомогти в ранній діагностиці захворювань, прогнозуванні рецидивів або персоналізації лікування.
   - **Технологія 3D-друку:** У майбутньому можна буде побачити надруковані на 3D-принтері органи або частини органів, спеціально адаптовані для

кожного пацієнта, що змінить правила гри при трансплантації нирок або урологічних реконструкціях.

3. Етичні та суспільні наслідки :

Кожен технологічний прогрес піднімає етичні питання. Хто матиме доступ до цих дорогих технологій? Як ми можемо гарантувати, що алгоритми ШІ не будуть упередженими? Як захистити конфіденційність даних у світі, що стає все більш взаємопов'язаним? Це питання, на які урології, як і решті медичної галузі, доведеться відповісти.

Технології пропонують урології захоплюючі можливості для покращення догляду за пацієнтами. Однак, разом з цими досягненнями з'являється і нова відповідальність. Фахівцям-урологам потрібно не лише опанувати ці нові технології, але й зрозуміти їх етичні наслідки, гарантуючи, що прогрес принесе користь усім пацієнтам у рівній мірі.

Важливість емпатії і людяність на практиці

Медицина - це галузь, яка, незважаючи на свій технологічний прогрес і наукову базу, залишається в основі своїй людською. У центрі цієї дисципліни - пацієнт, людина зі своїми проблемами, страхами та історією хвороби. В урології, як і у всіх медичних спеціальностях, важливість емпатії та людяності має вирішальне значення для надання дійсно ефективної, цілісної допомоги.

1. Емпатія як міст між наукою та людством :
   - **Розуміння пацієнта:** Хоча симптоми можуть бути спільними, кожен пацієнт переживає свою хворобу унікально. Емпатія дозволяє нам

зрозуміти цей індивідуальний досвід, скоригувати лікування та забезпечити персоналізований догляд.
- **Заохочення до спілкування:** пацієнт, який відчуває, що його доглядач співпереживає, буде більш схильний відкрито говорити про свої симптоми, побоювання та очікування. Це покращує діагностику, подальше спостереження та задоволеність пацієнта.

2. Людство у світі машин :
- **Технології не замінять людського дотику:** навіть з розвитком хірургічних роботів і штучного інтелекту, комфорт заспокійливої руки, посмішки або заспокійливого голосу залишається незамінним.
- **Пам'ятайте про людину, яка стоїть за пацієнтом:** За кожним діагнозом стоїть людина з мріями, надіями та близькими. Людський підхід визнає пацієнта як багатовимірну істоту.

3. Пільги для опікунів :
- **Профілактика вигорання:** Емпатія може здатися емоційно затратною, але вона також є джерелом професійного та особистого задоволення, зміцнюючи зв'язок між особою, яка здійснює догляд, та її покликанням.
- **Покращення міжпрофесійних стосунків:** практика, пронизана гуманністю та емпатією, також сприяє кращому спілкуванню та співпраці між медичними працівниками.

Емпатія та людяність - це не просто бажані якості медичного працівника, вони є фундаментальними. У сфері, де технологічний прогрес стрімко розвивається, урологія, як і інші медичні спеціальності, повинна тримати людяність в центрі своєї практики. Зрештою, саме поєднання медичних знань і людського співчуття має вирішальне значення для життя пацієнтів.

www.ingramcontent.com/pod-product-compliance
Lightning Source LLC
Chambersburg PA
CBHW071922210526
45479CB00002B/524